Petra

Kenne deinen
ZYKLUS

Haftungsausschluss:
Die Inhalte des vorliegenden Buches geben den aktuellen wissenschaftlichen Stand zum Zeitpunkt der Drucklegung wieder und wurden nach bestem Wissen und Gewissen verfasst. Das Buch erhebt keinen Anspruch auf Vollständigkeit. Es dient nicht der medizinischen Beratung und Diagnose. Bei Fragen zu Ihrer Gesundheit wenden Sie sich an Ihren Arzt oder Ihre Ärztin, bei Fragen zur Auswertung Ihres Zyklus an Ihren Frauenarzt oder Frauenärztin oder eine qualifizierte NFP-Beraterin.

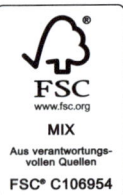

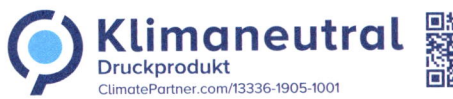

2. Auflage 2022
Verlag Komplett-Media GmbH
2022, München
www.komplett-media.de
ISBN: 978-3-8312-0579-0
Auch als E-Book erhältlich

Bildnachweis: © Petra Schenke
Lektorat: Anne Schmuck, Griesheim
Korrektorat: Dr. Katharina Theml, Wiesbaden
Cover und Umschlaggestaltung: FAVORITBUERO, München
Layout und Satz: Buch-Werkstatt GmbH, Bad Aibling
Druck & Bindung: COULEURS Print & More, Köln

Gedruckt in der EU

Dieses Werk sowie alle darin enthaltenen Beiträge und Abbildungen sind urheberrechtlich geschützt. Jede Verwertung, die nicht ausdrücklich vom Urheberrecht zugelassen ist, bedarf der vorherigen schriftlichen Zustimmung des Verlags. Das gilt insbesondere für Vervielfältigungen, Bearbeitungen, Übersetzungen, Mikroverfilmungen und die Speicherung und Verarbeitung in elektronischen Systemen sowie für das Recht der öffentlichen Zugänglichmachung.

Petra Schenke
unter Mitarbeit von Anne Schmuck

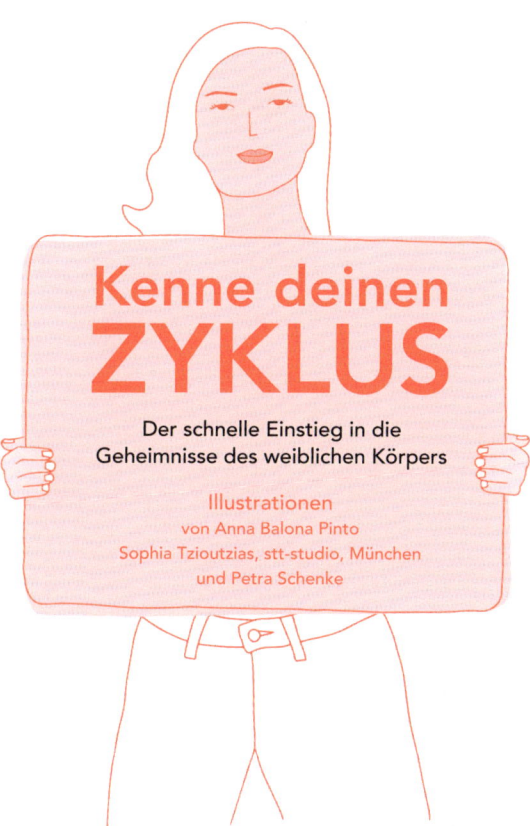

Kenne deinen
ZYKLUS

Der schnelle Einstieg in die
Geheimnisse des weiblichen Körpers

Illustrationen
von Anna Balona Pinto
Sophia Tzioutzias, stt-studio, München
und Petra Schenke

KOMPLETTMEDIA

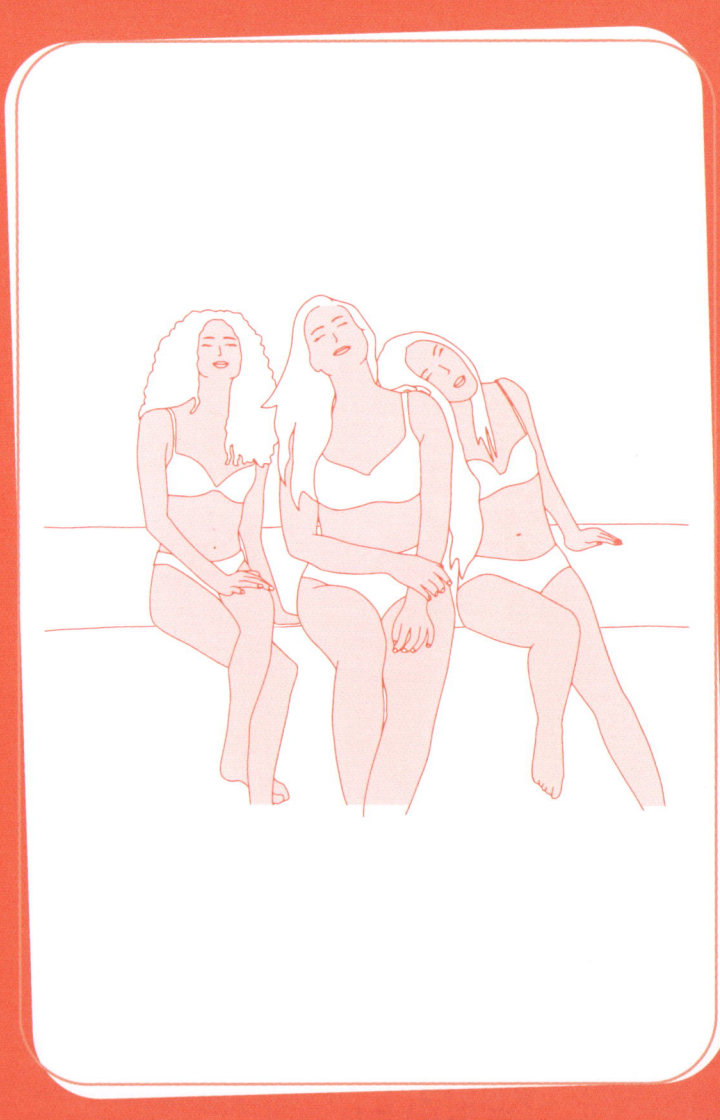

*Für alle jungen Frauen,
die sich trauen, auf
die feinen Botschaften
ihres Körpers zu lauschen*

INHALT

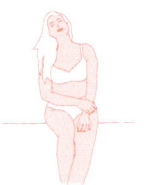

- 8 Geleitwort
- 9 Vorwort
- 10 Einleitung

15 Der weibliche Körper
- 16 Bist du heute fruchtbar?
- 17 Die Sexualorgane
- 18 Die Sexualhormone
- 19 Gebärmutter und Eierstöcke
- 21 Krypten und Zervixschleim

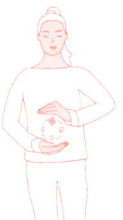

23 Der Zyklus
- 24 Der weibliche Zyklus
- 26 Menstruation
- 29 Stimulierende Eireifung
- 32 Kühlende Östrogenphase
- 36 Der Eisprung
- 38 Wärmende Progesteronphase
- 41 Fazit: Der Zyklus in 2 Sätzen

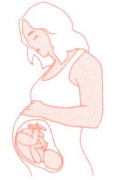

43 Schwanger werden
- 44 Fruchtbar oder nicht?
- 45 1000 Spermien pro Sekunde
- 48 Süßes oder Saures?
- 53 Befruchtung
- 57 Schwanger?
- 61 Fazit: 6 Tage gemeinsam fruchtbar

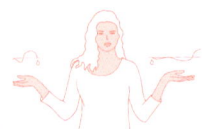

63 Zyklusschwankungen
- 64 Zyklen sind unterschiedlich
- 66 Statistik
- 69 Schwankende Eireifungsphase

77 Doppelte Kontrolle
78 Stabile Progesteronphase
81 Fakt ist: Zyklen schwanken
83 Fazit: Kenne deinen Zyklus

85 Eisprung erkennen
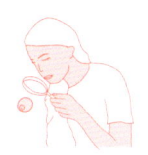
86 Methoden und Marker
96 Bist du heute fruchtbar?
98 Zyklusphasen nutzen
103 Fazit: Wissen macht Spaß

105 Tipps für den Alltag
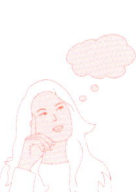
106 Aus der Praxis
107 Tipps für die Schleimbeobachtung
110 Tipps für die Temperaturerfassung
120 Tipps, wenn der Eisprung ausbleibt
125 Tipps bei Kinderwunsch
130 Tipps für gesunden Schlaf
133 Fazit: Werde zur Expertin für deinen Körper

135 Wie geht es weiter?
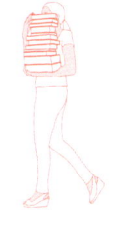
136 Lust auf mehr?
137 NFP korrekt erlernen
141 Praktische Hilfsmittel
145 Zum Weiterlesen

153 Anhang
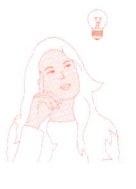
154 Glossar
164 Über die Autorin
165 Fachberatung
166 Dank
168 Literaturverzeichnis
170 Stichwortverzeichnis
173 Anmerkungen

GELEITWORT

Als ich in den 1980er Jahren meine Doktorarbeit zu den »modernen Methoden der Natürlichen Familienplanung« zu schreiben begann, meinte ich noch, ich sei gut »aufgeklärt«. Im Rahmen dieser Doktorarbeit musste ich jedoch erkennen, dass es in unserem weiblichen Körper eine ganze Reihe von »Geheimcodes« gibt, von denen ich – wie die meisten Frauen in unserer Gesellschaft – keine Ahnung hatte. So wurde es mein großer Wunsch, viele Mädchen und Frauen dabei zu unterstützen, diese Geheimcodes zu entschlüsseln.
Seither hat sich einiges getan. Es haben sich viele Frauen und Männer gefunden, die mit Engagement das Basiswissen zu Körper und Fruchtbarkeit in die Gesellschaft hineintragen, sei es als NFP-Beraterinnen oder als Referentinnen im MFM-Programm. So freut es mich besonders, dass Petra Schenke auf zeitgemäße und unterhaltsame Weise die Informationslandschaft zu diesem wertvollen Basiswissen bereichert und ergänzt. Mögen viele Frauen durch diese Erstinformation glänzende Augen bekommen für die Schönheit und Logik ihres weiblichen Körpers und ihrer Fruchtbarkeit, um gute Entscheidungen zu treffen, wie sie kompetent und wertschätzend mit diesem Schatz umgehen!

Dr. Elisabeth Raith-Paula

VORWORT

Als freiberufliche Lektorin und ausgebildete NFP-Beraterin hätte ich mir kein schöneres Projekt wünschen können, als ein Buch zum Thema Zykluswissen betreuen zu dürfen: Ein Buch, das Frauen unkompliziert und leicht verständlich die faszinierenden Vorgänge in ihrem Körper erklärt und ihnen einen ersten Einblick in die Möglichkeiten der Zyklusbeobachtung eröffnet. Ein Buch, das Lust macht, sich auf die spannende Reise zu sich selbst zu begeben und sich ganz neu mit dem eigenen Körper zu beschäftigen. Ein Buch, das einen leichten Zugang zum eigenen Zyklus ermöglicht und meine beiden Leidenschaften vereint, indem es die Grundlagen und Möglichkeiten der Zyklusbeobachtung auf anschauliche Weise in Buchform vermittelt.
Ich glaube fest daran, dass es für jede Frau und jedes Mädchen wertvoll ist, ihren Zyklus zu kennen und zu verstehen. Es ist mein Herzensanliegen und Ziel all meiner Beratungen, Frauen dabei zu helfen, ein Bewusstsein für ihren Zyklus zu entwickeln und die Kraft zu entdecken, die darin steckt. Ich freue mich über jede einzelne Frau, der dieses Buch dabei hilft.

Anne Schmuck
Darmstadt, Oktober 2020

EINLEITUNG

Du willst endlich schwanger werden oder hast einfach keine Lust mehr auf Pille und Co? Vielleicht fängst du gerade ganz neu damit an, dich mit deinem Zyklus und deiner Fruchtbarkeit zu beschäftigen und fragst dich, wie du herausfinden kannst, wann dein Eisprung stattfindet. Zyklustracking scheint ja zunächst ganz leicht … Einfach ran an die App, Menstruation eingeben, Eisprung ausrechnen lassen, fertig. Oder?
Nun, es ist zumindest ein erster Schritt auf dem Weg zu einem besseren Verständnis für deinen Körper und deinen Zyklus. Wirklich zuverlässig funktionieren Eisprungrechner (auch die in Zyklusapps!) jedoch nur, wenn dein Zyklus super regelmäßig ist – und das trifft gerade mal auf 3 % aller Frauen zu. Tatsächlich findet der Eisprung nur in einem Viertel aller Zyklen um den 14. Zyklustag herum statt. Und jetzt?

Eisprung, wo bist du?

Um diese Frage zuverlässig beantworten zu können, ist es nötig, die Zeichen deines Körpers genauer in den Blick zu nehmen. Durch die Zyklusbeobachtung mit Thermometer, Blatt und Bleistift, Zykluscomputer oder einer guten (symptothermal auswertenden) App kannst du sehr genau feststellen, wann du fruchtbar bist. Schon nach wenigen Zyklen stellt sich ein neues Körpergefühl ein, und mit den richtigen Hilfsmitteln und guter Anleitung lernst du deinen Zyklus so genau kennen, dass du eine Schwangerschaft gezielt planen oder sicher vermeiden kannst. Außerdem hilft dir die Körperbeobachtung dabei, die unterschiedlichen Phasen in deinem Zyklus wahrzunehmen und zu nutzen: Denn so, wie sich die Hormone im Zyklusverlauf verändern, unterliegen auch deine Stimmung, dein Energielevel und deine Bedürfnisse zyklischen Schwankungen. Kennst du jedoch deinen Zyklus, dann kannst du ganz bewusst Ruhephasen einplanen und Zeiten voller Energie effektiv für wichtige Aufgaben einsetzen.

Botschaften deines Körpers

Doch jetzt wird's spannend, denn unsere moderne Lebensweise mit ihren zahlreichen Anforderungen hinterlässt auch Spuren im Zyklusverlauf. Was für uns noch der ganz normale Wahnsinn ist, empfindet unser Körper schon als Stress pur, und der beeinflusst deinen Hormonhaushalt. Deshalb verläuft dein Zyklus eben sehr oft nicht nach dem Standardschema, das du in Büchern oder im Internet findest.
Darin liegt aber tatsächlich eine große Chance! Denn

die Temperaturkurve und einige Körperzeichen geben dir wertvolle Einblicke in die unsichtbaren Abläufe deines Zyklus. Wer diese Zeichen lesen kann, ist auch in turbulenten Zeiten klar im Vorteil und kann nützliche Erkenntnisse aus der Zyklusbeobachtung ziehen.

Sehen und verstehen

Ziel dieses Buches ist es, dir, liebe Leserin, anschaulich und leicht verständlich die Abläufe während eines Menstruationszyklus darzustellen. Ich möchte dir Lust machen, deinen Körper zu beobachten, um allmählich eine Expertin für deinen Zyklus zu werden. Dieses Buch schenkt dir das Basiswissen, um das komplexe Spiel der Sexualhormone in deinem Körper besser zu verstehen und leichter zu merken. Mit diesem Wissen ausgestattet kannst du lernen, deinen Eisprung zu erkennen, und typische Anwenderfehler bei der Zyklusbeobachtung zu vermeiden.

Und wie geht's weiter?

Wenn du danach Lust hast, noch mehr über deinen Zyklus zu lernen und deine Beobachtungen dafür nutzen möchtest, um deine unfruchtbaren Tage vor und nach dem Eisprung zu bestimmen, dann empfehle ich dir von Herzen, die Methode Sensiplan® mit Unterstützung einer qualifizierten Beraterin für Natürliche Familienplanung (NFP) zu erlernen. Die Methodenregeln sind nicht schwer, aber dennoch zu komplex, um sie hier vollständig darzustellen. In einem Einführungskurs werden diese Regeln und ihre Anwendung auf deinen individuellen Zyklus ausführlich geübt und deine Methoden- und Körperkompetenz geschult, sodass du deine Zyklen in allen Fällen sicher und selbstständig auswerten kannst. Das macht richtig Spaß und du hast immer eine kompetente Ansprechpartnerin an deiner Seite, die dich während deiner ersten Schritte mit NFP unterstützt und begleitet. Adressen und Kontaktmöglichkeiten findest du am Ende dieses Buches.

Ich wünsche dir viel Freude bei dieser Entdeckungsreise in die faszinierende Welt deines Zyklus, auf der ich schon so viele Frauen und Paare begleiten durfte.

Herzlichst, deine Zyklusexpertin

Petra Schenke
Neuss, Sommer 2020

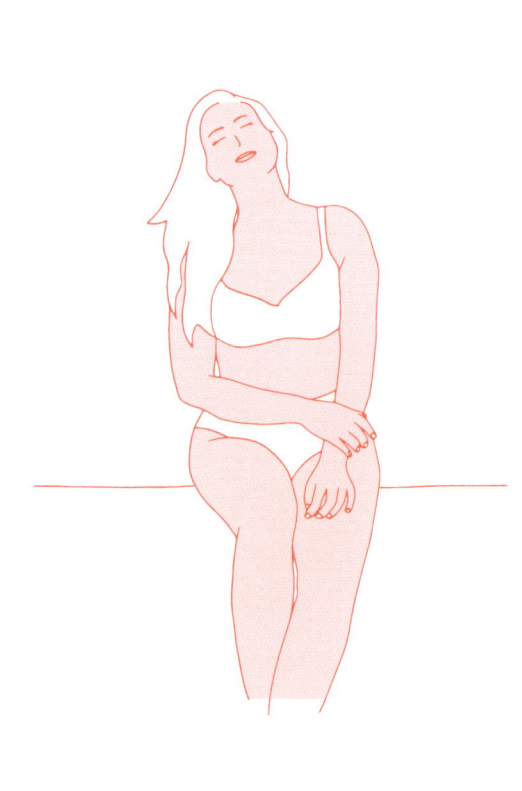

DER WEIBLICHE KÖRPER

BIST DU HEUTE FRUCHTBAR?

Während alle Frauen sagen könnten, ob sie gerade ihre Tage haben, ist die Frage nach ihrer Fruchtbarkeit schon etwas kniffeliger zu beantworten – wenn du nicht hormonell verhütest, sterilisiert bist oder bereits die Wechseljahre hinter dir hast, kannst du davon ausgehen, dass du in jedem Zyklus fruchtbare und unfruchtbare Phasen erlebst. Weil sich diese Phasen aber in einem dynamischen, nicht immer regelmäßigen Rhythmus abwechseln, kannst du dich nicht darauf verlassen, dass dein Eisprung immer um den gleichen Tag herum auftritt. Und damit wären wir schon beim Thema: Wie erkennst du deine Fruchtbarkeit im Zyklusverlauf? Das sehen wir uns in den folgenden Kapiteln ganz genau an – beginnend mit den biologischen Fakten des Zyklus.

Somit: Bühne frei für unsere Hauptakteure!

DIE SEXUALORGANE

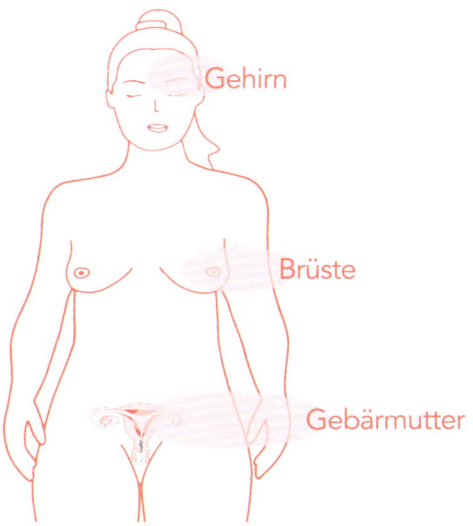

Die Sexualorgane der Frau

Die Hauptrollen im Menstruationszyklus spielen die weiblichen Sexualorgane: die Gebärmutter, die Eierstöcke und ja, auch das Gehirn. Sie erzeugen oder empfangen die Sexualhormone, die als Boten durch den Blutkreislauf reisen, während die Brüste nur Empfänger der Botschaften sind.

DIE SEXUALHORMONE

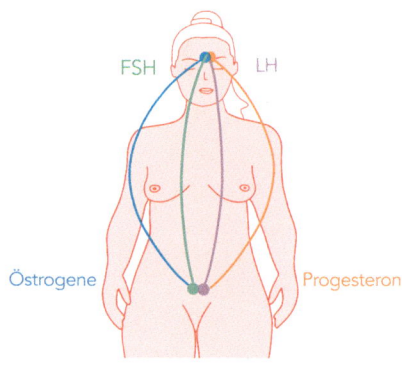

Die Sexualhormone reisen im Blutkreislauf vom Gehirn zu den Eierstöcken und zurück

Die Hormone FSH und LH werden in speziellen Drüsen im Gehirn erzeugt und reisen über den Blutkreislauf zu den Eierstöcken, wo sie auf die Hormonproduktion wirken. Je nach Zyklusphase werden in den Eierstöcken die Östrogene – von denen es mehrere gibt – und das Progesteron gebildet. Diese Sexualhormone wirken auf die Gebärmutter und andere Organe wie Brust, Knochen, Haut und Haare und senden außerdem eine Rückmeldung an das Gehirn.

GEBÄRMUTTER UND EIERSTÖCKE

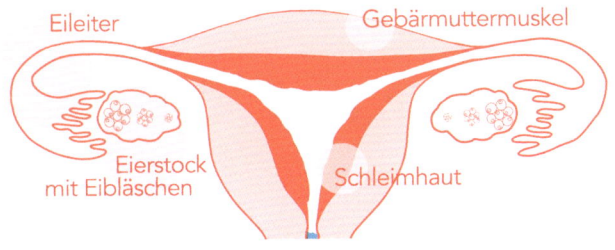

Gebärmutter, Eileiter und Eierstöcke
mit Eibläschen im Überblick

Tief im Bauchraum liegen die Eierstöcke. Sie ähneln reifen Pflaumen und schimmern wie Perlen. Darin verborgen lagern die Eibläschen in verschiedenen Reifestadien, die bereits vor unserer Geburt angelegt wurden und damit genauso alt sind wie wir.[1] Beim Eisprung legen sich die frei beweglichen, fächerfingerartigen Enden der Eileiter schützend über den Eierstock, um die Eizelle aufzufangen. Die ungefähr 10–15 cm langen Eileiter sind teilweise so dünn wie Spaghetti.[2] Ausgekleidet mit feinsten Flimmerhärchen befördern sie eine befruchtete Eizelle sanft in die Gebärmutter.

Die Gebärmutter ähnelt einer Birne und ist unser stärkster Muskel. Vor einer Schwangerschaft ist sie 3–4 cm breit und 7–8 cm lang. In der Schwangerschaft dehnt sie sich bis zur Größe eines Medizinballs und schrumpft nach der Geburt wieder auf die Größe einer Faust.[3] Sie kann sich rhythmisch zusammenziehen, um die oberste Schicht der inneren Schleimhaut abzustoßen, Spermien nach oben zu ziehen und unter der Geburt das Baby hinauszubefördern.

An ihrem unteren Ende geht die Gebärmutter in den Gebärmutterhals über, eine ungefähr 8 cm lange und flexible Passage zwischen der Gebärmutterhöhle und dem Muttermund. Am äußeren Ende des Gebärmutterhalses befindet sich der Muttermund – das versteckte Tor des Lebens. Er wölbt sich kuppelartig in die ungefähr fingerlange Scheide und verschließt und öffnet sich im Zyklusverlauf.

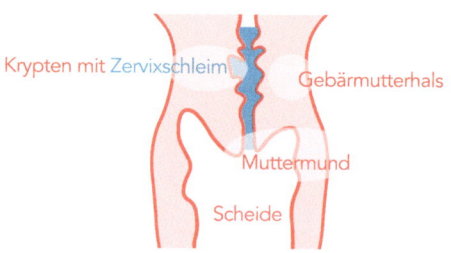

Der Gebärmutterhals nach der Menstruation mit geschlossenem Muttermund

KRYPTEN UND ZERVIXSCHLEIM

Im Gebärmutterhals befinden sich viele seitliche Ausbuchtungen, die sogenannten Krypten. Hier wird im Verlauf des Zyklus in speziellen Drüsen der Zervixschleim erzeugt. Während dieser Schleim an den unfruchtbaren Tagen eher dicklich ist und als unüberwindbare Barriere den Muttermund verschließt, wird er unter dem Einfluss der Östrogene immer flüssiger, je näher der Eisprung bevorsteht. An den fruchtbaren Tagen ist der Zervixschleim für die Spermien reines Lebenselixier, ohne das keine natürliche Schwangerschaft möglich wäre, denn der Schleim nährt, schützt und transportiert die Spermien auf ihrem Weg zur Eizelle. Wenn der Zervixschleim kurz vor dem Eisprung so flüssig wird, dass er durch den geöffneten Muttermund in der Scheide herabrinnt, ist er mit ein bisschen Übung von den meisten Frauen am Scheideneingang gut wahrnehmbar. Nach dem Eisprung wird er dann wieder dicklicher und verschließt erneut den Muttermund, um dich vor dem Eindringen von Bakterien zu schützen.

Ausgestattet mit diesem Basiswissen sehen wir uns nun den Zyklusverlauf im Detail an.

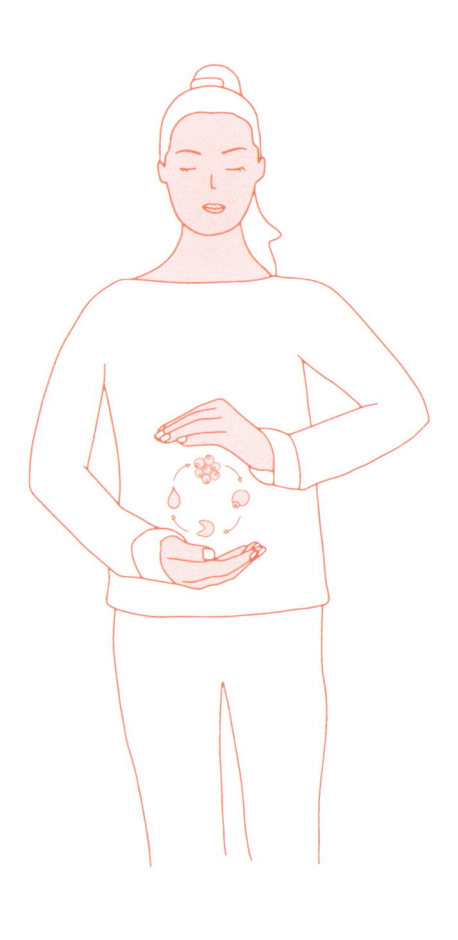

DER ZYKLUS

DER WEIBLICHE ZYKLUS

Während bei Männern das Hormon Testosteron den Takt angibt, das von der Pubertät bis zum Lebensende in der Regel stetig abnimmt, verläuft das Hormongeschehen bei Frauen nicht ganz so einfach und schon gar nicht linear. Der natürliche weibliche Zyklus ähnelt eher einem mäandernden Fluss. Das nicht immer regelmäßige Auf und Ab unserer Sexualhormone beeinflusst deine Stimmungen, dein Energielevel und natürlich auch deine Fruchtbarkeit während der etwa 35 Jahre dauernden fruchtbaren Lebensphase.[4] Abweichungen im Zyklusverlauf sind vollkommen normal und sogar sehr sinnvoll, denn dein Körper reagiert damit auf all die Faktoren, die deine Lebensumstände beeinflussen können. Trotz aller Ausnahmen haben fruchtbare Zyklen aber ein gemeinsames Grundmuster, das zu kennen dir gleichzeitig ein tieferes Verständnis für deinen Zyklus ermöglicht.

Die Zyklusphasen

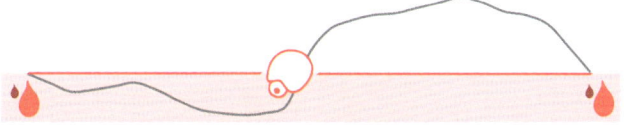

Die Temperaturkurve (grau) mit der Menstruation (rot) vor und nach dem Eisprung

Vereinfacht betrachtet besteht der weibliche Zyklus aus zwei Phasen: die Zeit von der Menstruation bis zum Eisprung mit eher tiefen Temperaturen und die Zeit vom Eisprung bis zur nächsten Blutung mit höheren Temperaturen. Verantwortlich für diesen Temperaturunterschied ist das Hormon Progesteron, das nach dem Eisprung produziert wird und dafür sorgt, dass deine Körpertemperatur leicht ansteigt. Durch die Messung deiner Aufwachtemperatur kannst du erkennen, in welcher Zyklusphase du dich gerade befindest. Die Temperaturkurve dient uns daher in den nachfolgenden Grafiken als Leitlinie, um die komplexeren Abläufe in den Sexualorganen und dem Hormonhaushalt während eines Menstruationszyklus genauer zu betrachten.

MENSTRUATION

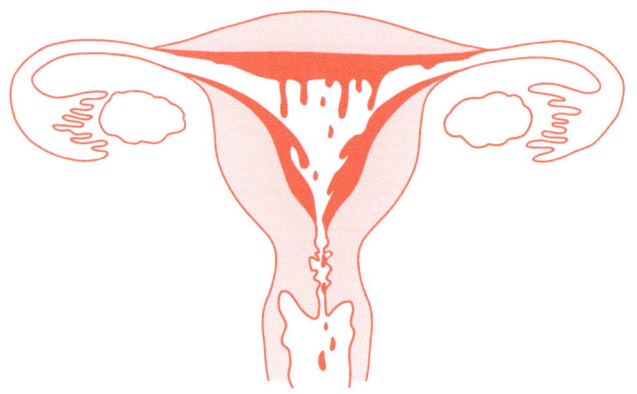

Die oberste Schleimhautschicht blutet ab

Die monatliche Blutung ist für viele Frauen das einzig sichtbare Zeichen ihres Menstruationszyklus. Durch eine Veränderung der Hormone wird die etwa fingerdicke[5] Schicht der Gebärmutterschleimhaut – in der Grafik rot dargestellt – abgelöst. Sie besteht aus nährstoffreichem, feinem Gewebe und Blut, das in jedem Zyklus und nach jeder Schwangerschaft erneuert wird. Das Menstruationsblut gerinnt nicht und kann mit feinen Schleimhautklümpchen durchsetzt sein.

Erster Zyklustag

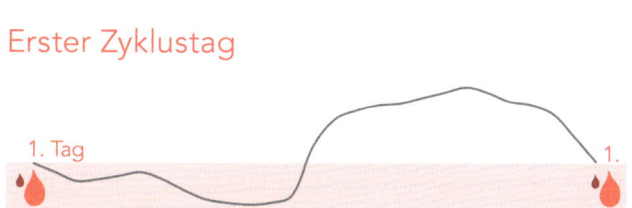

Der Zyklus beginnt mit der Menstruationsblutung

Der 1. Tag der Blutung ist zugleich der 1. Zyklustag. Dieser unterscheidet sich von einer möglicherweise vorangegangenen Schmierblutung (wenig dunkles Blut) dadurch, dass nun viel mehr und helleres, frisches Blut fließt, das in der Regel eine Menstruationstasse, mehrere Tampons oder Binden füllt. Insgesamt verlieren die meisten Frauen während der gesamten Menstruation durchschnittlich 80 Milliliter[6] Blut, das ist weniger als eine halbe Tasse Kaffee oder Tee.

> Vor der Menstruation fühlst du dich manchmal unwohl, gereizt oder traurig. Doch mit dem Abklingen der Blutung hebt sich meistens auch deine Stimmung und die Sexualhormone entfalten nach und nach ihre Wirkung.

Dauer der Blutung

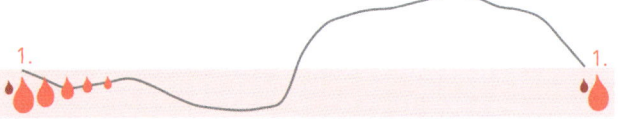

Die Blutung wird in der Regel nach den ersten beiden Tagen immer schwächer

Menstruationsblutungen dauern meist 3–5 Tage. Manche Mädchen und Frauen bluten etwas kürzer, andere etwas länger, je nachdem, wie hoch sich die Schleimhaut in der Gebärmutter aufgebaut hat. Gegen Ende der Blutung und außerhalb unseres Körpers wird das Blut dunkler. Wenn die Blutungen mehrere Monate ganz ausbleiben, sehr stark sind oder länger als 6 Tage andauern, solltest du dies bei deiner Frauenärztin ansprechen, um die Ursachen abzuklären.

Auch bei längeren Schmierblutungen vor oder nach der Menstruation bitte deine Ärztin am besten darum, nach den Ursachen zu suchen und ernstere Probleme wie zum Beispiel Endometriose auszuschließen.[7]

STIMULIERENDE EIREIFUNG

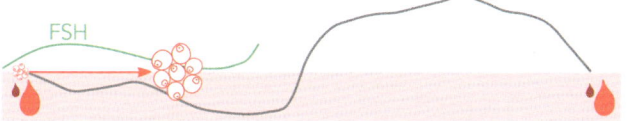

Eibläschen (Follikel) und das follikelstimulierende Hormon FSH (grün) während der Eireifungsphase

Während in der Gebärmutter mit der Blutung die Vorbereitungen für einen neuen Zyklus laufen, hat auch in den Eierstöcken die Eireifung bereits wieder begonnen. Schon seit dem Einsetzen der Menstruation ist so gut wie kein Progesteron mehr im Blut vorhanden,[8] wodurch im Gehirn das follikelstimulierende Hormon (FSH) ausgeschüttet werden kann (mehr dazu später). Daher ist der FSH-Wert häufig schon während der Menstruation erhöht.[9] Das FSH gelangt über die Blutbahnen zu den Eierstöcken und regt dort einige Eibläschen (Follikel) an, weiter zu wachsen. Wie lange die Eireifungsphase (Follikelphase) dauert, ist individuell verschieden.

> Während deiner Eireifungsphase fühlst du dich oft kreativer und hast vermehrt Lust darauf, etwas Neues auszuprobieren.[10] Doch eigentlich beginnt die Eireifung schon viel früher.

Vorrat in den Eierstöcken

Während die meisten unserer Zellen ständig erneuert werden, wurden unsere Eizellen schon vor unserer Geburt in unseren Eierstöcken angelegt. Sie sind damit so alt wie wir selbst. Aus diesem Vorrat ruhen bei Beginn der Pubertät noch rund 400.000 Eizellen in den Eierstöcken.[11] Ab der Pubertät wird in jedem Zyklus eine Gruppe von etwa 20–25 Eibläschen durch das FSH zum Wachstum angeregt, und das etwa 400-mal während der etwa 35 Jahre dauernden fruchtbaren Lebensphase einer Frau.[12]

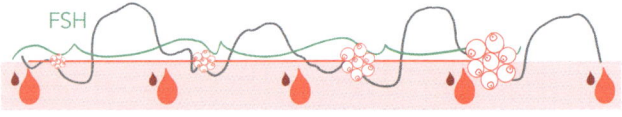

Eine Gruppe Eibläschen wächst über 3 Zyklen während der Eireifungsphase allmählich heran

Die Eibläschen (Follikel) benötigen insgesamt etwa 150 Tage[13], um vollständig auszureifen. Das bedeutet, dass zu jedem Zeitpunkt im Zyklus Eibläschen in unterschiedlichen Reifestadien in den Eierstöcken vorhanden sind.[14]

Wachstumsphase

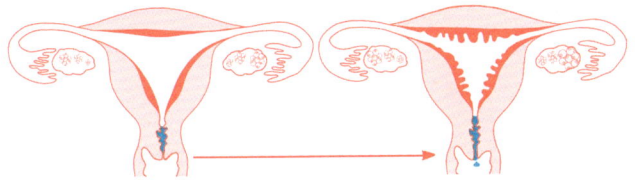

In der Follikelphase baut sich die Schleimhaut auf, Muttermund und Zervixschleim verändern sich

Während die Eibläschen in den Eierstöcken heranreifen, verändert sich auch in der Gebärmutter einiges.

Am Ende der Blutung wirkt die oberste Schicht der Gebärmutterschleimhaut wie frisch geputzt, dünn und bereit für einen neuen Aufbau. Der Muttermund schließt sich und dickerer Zervixschleim kann – muss aber nicht – den Zugang zur Gebärmutter für eine individuell unterschiedliche Zeit erschweren.

Die heranwachsenden Eibläschen erzeugen nun mehr und mehr Östrogene, wodurch die Gebärmutterschleimhaut wieder neu aufgebaut wird. Gleichzeitig öffnet sich allmählich der Muttermund und der Zervixschleim wird durchlässiger.

KÜHLENDE ÖSTROGENPHASE

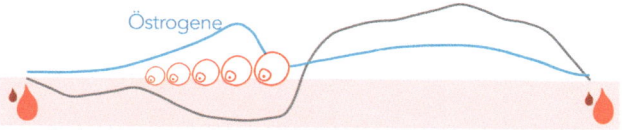

Östrogene im Zyklusverlauf

Ungefähr 6 Tage vor dem Eisprung beginnt im Eierstock ein Auswahlprozess. Aus der Gruppe von etwa 20–25 Eibläschen, die vor 3 Monaten gemeinsam an den Start gingen, wächst jetzt nur noch ein Eibläschen weiter.[15] Bei zweieiigen Zwillingen reifen 2 Eibläschen, bei Mehrlingen mehrere Eibläschen. Dieses dominante Eibläschen – der sogenannte Graaf-Follikel – wird in den nächsten Tagen etwa 15–30 Millimeter groß,[16] denn in seiner Hülle sammelt sich Flüssigkeit, wodurch sie sich dehnt und immer dünner wird. Es schiebt sich an den Rand des Eierstocks.[17] Zusammen mit den anderen Eibläschen seiner Gruppe produziert es immer mehr Östrogene.[18]

Durch den Einfluss der Östrogene sinkt deine Aufwachtemperatur etwas und in vielen Zykluskurven entsteht ein kleines Tal. Daher lassen sich die Östrogene auch als kühlende Hormone bezeichnen.

Dehnbarer Zervixschleim

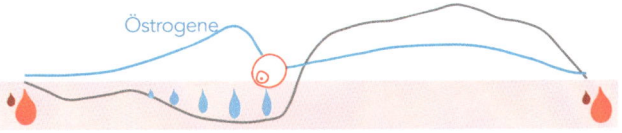

Zyklusverlauf mit stetig dehnbarerem
Zervixschleim vor dem Eisprung

Je mehr Östrogene im Eierstock erzeugt werden, desto dehnbarer und wässriger wird der Zervixschleim und rinnt manchmal fast wie Wasser in der Scheide herab. Bestimmt hast du auch schon bemerkt, dass sich deine Scheide an manchen Tagen im Zyklus feuchter anfühlt als sonst. Schon junge Mädchen bemerken bereits Monate vor der ersten Blutung die verräterischen gelblich-weißen Spuren am Scheidenausgang oder in der Unterwäsche. Diese Zeichen sind wertvolle Hinweise auf deine aktuelle Fruchtbarkeit und haben rein gar nichts mit einem krankhaften, meist juckenden Ausfluss zu tun, der natürlich ärztlich behandelt werden sollte.

Dein Zervixschleim ist ein vollkommen natürliches Zeichen deines Körpers, das dir signalisiert, dass du gesund und fruchtbar bist und ist mit ein bisschen Übung ganz einfach zu entdecken.

Geöffneter Muttermund

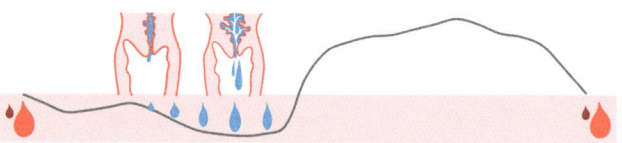

Der Muttermund öffnet sich in der Östrogenphase

Die Östrogene, die während der Eireifung in den Eierstöcken produziert werden, wirken auch auf den Muttermund. Jeden Tag wird der Muttermund weicher, offener und steigt etwas weiter nach oben, wodurch er um den Eisprung herum schwerer erreichbar ist. Dadurch wird nun der Weg für die Spermien frei, um an den fruchtbaren Tagen durch den geöffneten Muttermund in die Gebärmutter und von dort aus weiter in die Eileiter zu gelangen. Deshalb kann der Muttermund auch als Tor des Lebens bezeichnet werden.

Eisprunghormon LH

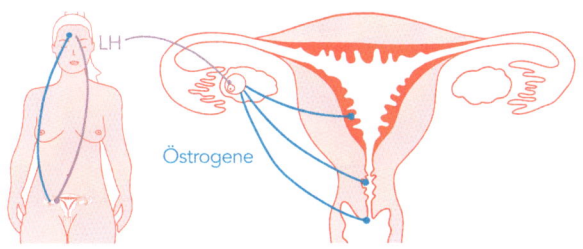

Wirkung von LH und Östrogenen

Der Eisprung naht, wenn im Gehirn so viele Östrogene ankommen, dass die zuständigen Drüsen dort das luteinisierende Hormon (LH) über die Blutbahnen zu den Eierstöcken entsenden.

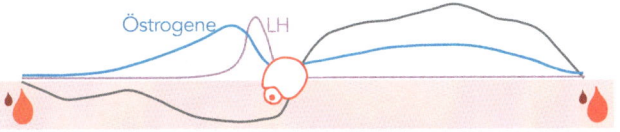

Der LH-Höhepunkt liegt etwa einen Tag vor dem Eisprung

Das LH ist erstmals 2–3 Tage vor dem Eisprung messbar, der Höhepunkt der LH-Konzentration im Blut liegt ungefähr 9–24 Stunden[19] vor dem Eisprung und begünstigt den Eisprung.

DER EISPRUNG

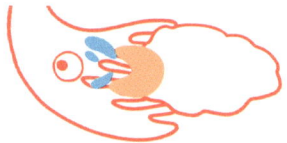

Die Eizelle wird zusammen mit etwas Flüssigkeit
aus dem Eibläschen entlassen

Jetzt ist alles vorbereitet: Die Gebärmutterschleimhaut ist gut aufgebaut, der Muttermund weit offen und die Eizelle ist an die Außenwand des Eierstocks gewandert und bereit für den Sprung. Die Hülle des Eibläschens ist nun so dünn geworden, dass sie dem Druck nicht mehr standhält und die Eizelle entlässt. Umgeben von ca. 10–15 Millilitern[20] Flüssigkeit und Nahrungszellen gleitet die Eizelle innerhalb von 15 Minuten[21] in den wartenden Trichter des Eileiters, der sich wie eine schützende Hand um den Eierstock gelegt hat, um sie aufzufangen und vor einem Sturz in den Bauchraum zu bewahren. Die Hülle des Eibläschens bleibt im Eierstock zurück und sieht ein bisschen aus wie ein Vulkan nach der Explosion. Daher ist die einst glatte Oberfläche der Eierstöcke bei älteren Frauen nach vielen Eisprüngen übersät mit kleinen Kratern – ähnlich der Oberfläche des Mondes.[22]

Warten im Eileiter

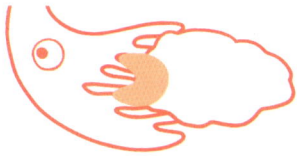

Nach dem Eisprung lebt die Eizelle im äußeren Eileiter noch 12–18 Stunden

Die Eizelle – obwohl die größte Zelle in unserem Körper – ist selbst nur so groß wie der Abdruck, den eine spitze Nadel auf Papier hinterlässt. Damit ist sie gerade noch mit dem bloßen Auge erkennbar.[23] Umgeben von Nahrungszellen wartet sie im oberen Drittel des Eileiters für 12–18 Stunden[24] auf eine Befruchtung, ehe sie eingeht und vom Körper wieder absorbiert wird. Ob es tatsächlich zu einer Befruchtung kam, weiß der Körper zu dem Zeitpunkt noch nicht, denn von der Eizelle selbst werden keine Botenstoffe (Hormone) in den Blutkreislauf ausgesendet. Und deswegen spult der weibliche Körper in jedem Zyklus erneut das volle Programm »Brutkasten« ab, um alles für eine mögliche Einnistung vorzubereiten – unabhängig davon, ob eine Befruchtung stattgefunden hat oder nicht.

WÄRMENDE PROGESTERONPHASE

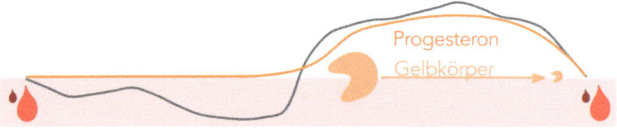

Das Progesteron erhöht die Temperatur für 10–16 Tage

Nach dem Eisprung verwandelt sich die Eihülle im Eierstock innerhalb eines Tages in eine Drüse, den sogenannten Gelbkörper (Corpus luteum). Dieser hat eine leicht gelbliche Farbe und produziert das wärmende Hormon Progesteron. Über den Blutkreislauf gelangt der Botenstoff Progesteron zum Gehirn und verhindert dort die weitere Ausschüttung von FSH und LH. Deswegen ist ein zweiter Eisprung nur solange möglich, bis die Wirkung des Progesterons im Gehirn innerhalb von maximal 24 Stunden nach dem Eisprung einsetzt.[25]

Jetzt steigt auch die Körpertemperatur leicht an und bleibt bis zum Zyklusende sichtbar höher als vor dem Temperaturanstieg, um die Gebärmutter schön kuschelig warm zu halten.

Kuschelzeit

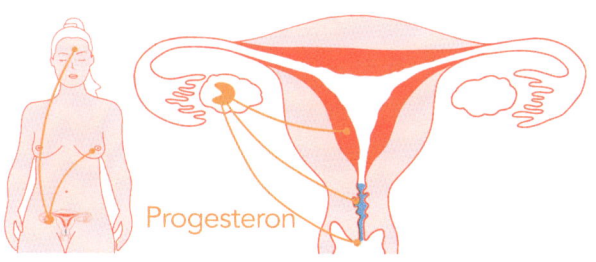

Das Progesteron wandelt die Schleimhaut um, verschließt den Muttermund und wirkt auf Brüste und Gehirn

Damit nun keine ungebetenen Gäste wie Spermien oder Keime mehr aufsteigen können, wird unter dem Einfluss des wärmenden Progesterons[26] der Zervixschleim verdickt und der Gebärmutterhals geschlossen. Die Gebärmutterschleimhaut wächst nun nicht mehr weiter, sondern wird ausgepolstert und mit wertvollen Nährstoffen angereichert und so auf eine mögliche Schwangerschaft vorbereitet.

Auch dein Energielevel kann in dieser Phase etwas absinken. Viele Frauen spüren in dieser Zeit ein stärkeres Bedürfnis nach Ruhe und Rückzug, um sich auch mental auf eine beginnende Schwangerschaft oder die nächste Menstruation vorzubereiten.

Zyklusende

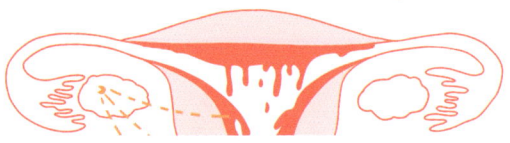

Der Gelbkörper ist verbraucht, der Progesteronspiegel sinkt und die Blutung beginnt

Hat keine Befruchtung stattgefunden, dann endet der Zyklus, sobald der Gelbkörper verbraucht ist und kein Progesteron mehr erzeugt wird. Dadurch sinken der Progesteronspiegel und somit auch die Körpertemperatur rasch ab. Viele Frauen beobachten einen »Temperatursturz« am Tag vor der Menstruation. Der Schleimpfropf, der bis dahin die Gebärmutter verschlossen hat, löst sich und manche Frauen bemerken nochmals etwas dehnbaren Zervixschleim, eventuell bereits mit blutigen Spuren durchsetzt oder bräunlich gefärbt. Diese Schmierblutungen gehören noch zum laufenden Zyklus, bis die Menstruationsblutung in gewohnter Stärke einsetzt und damit der nächste Zyklus beginnt. Dieser Kreislauf wiederholt sich Monat für Monat, bis die fruchtbaren Jahre enden und mit der Menopause eine neue Zeit beginnt, in der deine Kraft in andere Projekte fließen kann.

FAZIT

DER ZYKLUS IN 2 SÄTZEN

Der Zyklus hat 2 Phasen: Die Zeit von der Blutung bis zum Eisprung kann stark schwanken und ist besonders vor dem Eisprung durch tiefere Temperaturen gekennzeichnet. Nach dem Eisprung steigt die Temperatur sichtbar an und bleibt bis zum Einsetzen der nächsten Blutung ungefähr 14 Tage nach dem Eisprung erhöht.

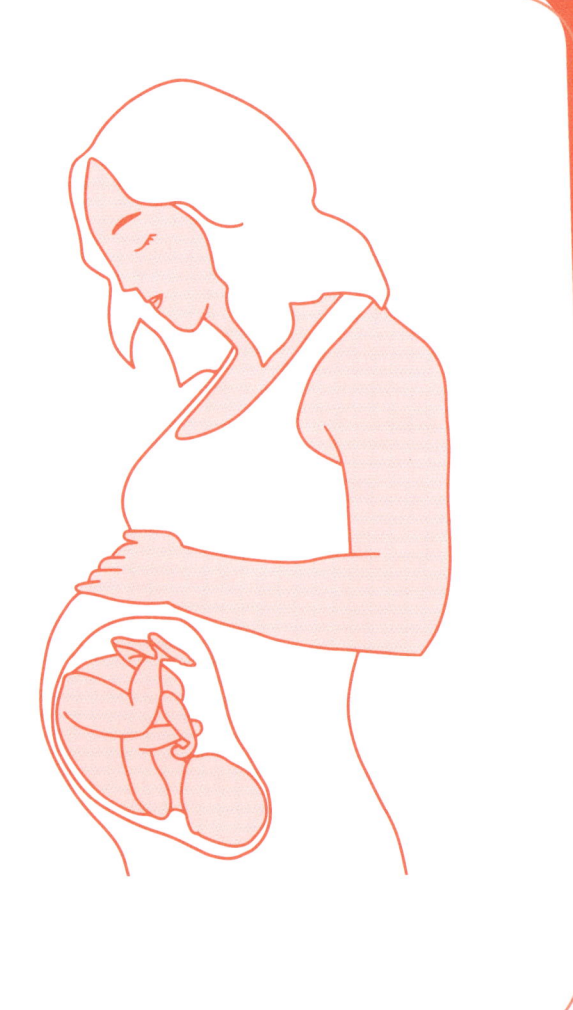

SCHWANGER WERDEN

FRUCHTBAR ODER NICHT?

Wenn du deinen Zyklus nicht beobachtest, musst du während deiner fruchtbaren Jahre davon ausgehen, dass du zu jeder Zeit im Zyklus schwanger werden kannst, sofern du ungeschützten Sex hast und nicht hormonell verhütest. Eine Befruchtung ist zwar nur unmittelbar nach dem Eisprung möglich – aber wann genau dein Eisprung stattfindet, ist von Zyklus zu Zyklus unterschiedlich. Es ist nicht möglich, den Eisprung auf genau einen Tag festzulegen, und er kommt auch nicht immer im gleichen Zeitraum (siehe Kapitel Zyklusschwankungen). Außerdem können Spermien in deinem Körper mehrere Tage auf den Eisprung warten.

> Daher musst du deine fruchtbaren Tage in jedem Zyklus aufs Neue anhand deiner Körperzeichen bestimmen.

Dazu später mehr. Im Folgenden sehen wir uns erstmal die allerersten Wochen einer Schwangerschaft aus Sicht der Spermien genauer an.

1000 SPERMIEN PRO SEKUNDE

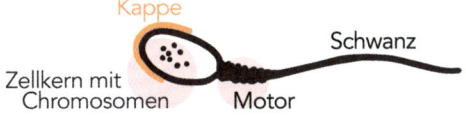

Reifes Spermium

In den Hoden eines gesunden Mannes werden in jeder Sekunde 1000 Spermien[27] erzeugt, und das von der Pubertät bis zum Lebensende. Tag für Tag, Sekunde für Sekunde. Ähnlich der Eireifung benötigen die Hoden ungefähr drei Monate,[28] um aus den Keimzellen am äußeren Rand der Hodenkanälchen befruchtungsfähige Spermien zu erzeugen. Dieser Prozess verläuft in 3 Phasen: wachsen – reifen – warten.

2 Monate wachsen

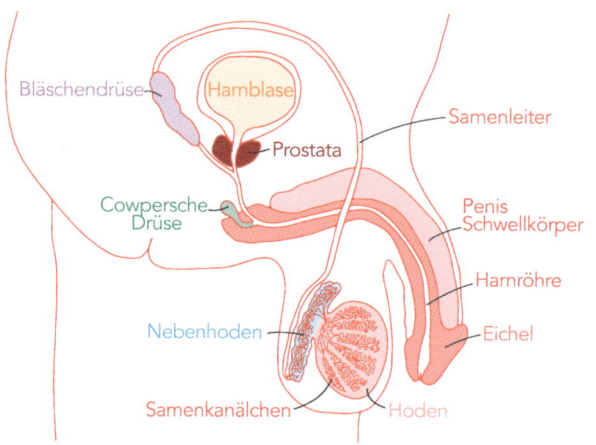

Querschnitt der männlichen Geschlechtsorgane mit Hoden und Samenleitern

In den beiden Hoden liegen dicht gedrängt die haarfeinen Samenkanälchen, die du dir wie ein je 300 Meter langes, verzweigtes Schlauchsystem vorstellen kannst. Diese feinen Schläuche sind die Produktionsstätten der Spermien. Sie ähneln einem dickwandigen lebendigen Rohr. Aus den Keimzellen entwickeln sich vom äußeren Rand in das Zentrum des Rohrs hineinwachsend die Spermien – jeweils bestehend aus Schwanz, Motor und Kopf mit den Erbanlagen.

Nach 64 Tagen[29] werden die Spermien mit dem Schwanz zuerst in das Innere des Rohrs entlassen und vom Strom der ständig neu entstehenden Spermien mitgerissen und in die Nebenhoden gespült.

2 Wochen reifen

In den Nebenhoden reifen die Spermien während der nächsten 10–14 Tage[30] weiter. Sie tanken Energie und werden anschließend von den nachkommenden Spermien an das Ende der Nebenhoden geschoben. Wegen dieses langen Reifungsprozesses dauert es rund 3 Monate, bis sich Veränderungen im Lebensstil des Mannes auf seine Spermienqualität auswirken.[31]

10 Tage warten

Werden die Spermien nicht innerhalb von 10 Tagen auf die Reise durch den Samenkanal geschickt, absorbiert der Körper diese wertvollen Rohstoffe wieder. Pro Erguss gehen rund 250 Millionen[32] Spermien auf die Reise durch die Samenleiter. Unterwegs erhalten sie Nahrung und Schutz durch Flüssigkeiten aus der Cowperschen Drüse, der Bläschendrüse und der Prostata. Wenn sie in der Scheide der Frau ankommen, ist der Zeitpunkt entscheidend: Bist du gerade fruchtbar oder nicht?

SÜSSES ODER SAURES?

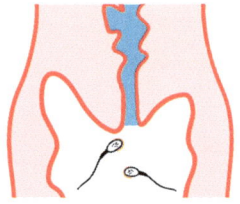

Vor dem geschlossenen Muttermund ist
für die Spermien Endstation

Ist der Muttermund geschlossen und dicker, klumpiger Zervixschleim nur im Gebärmutterhals vorhanden, dann haben die Spermien keine Chance. Sie verenden im sauren Scheidenklima innerhalb der nächsten 3 Stunden.[33] Dies gilt für eine mehr oder weniger kurze Zeit zwischen dem Ende der Menstruation und dem Beginn der Östrogenphase und für die fast 2 Wochen nach dem Eisprung bis zur folgenden Menstruation. Nur an wenigen fruchtbaren Tagen haben Spermien eine Chance, länger zu überleben und tiefer in deinen Körper zu gelangen.

An genau welchen und an wie vielen Tagen im Zyklus du sicher nicht schwanger werden kannst, ist individuell verschieden. Mehr dazu im nächsten Kapitel.

Zucker für die Spermien

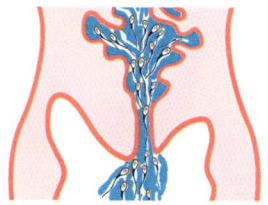

Flüssiger Zervixschleim lockt Spermien in den offenen Muttermund

Glücklich sind jene Spermien, denen es vergönnt ist, in der Östrogenphase vor dem Muttermund zu landen. Sobald du dich feucht fühlst – ohne erregt zu sein – oder Zervixschleim am Scheidenausgang bemerkst, schützen schon diese ersten Spuren des nährenden alkalischen Schleims die Spermien vor dem sonst sauren Scheidenklima,[34] sodass sie mehr als 3 Stunden überleben können. Je dehnbarer und flüssiger dein Zervixschleim wird, desto größer ist ihre Überlebenschance, denn der Zervixschleim wird nun zum Lebenselixier für Spermien: Er enthält wichtige Nährstoffe und einen hochwertigeren Zucker als das Ejakulat, durch den die Spermien angelockt werden. Je näher der Eisprung rückt, desto durchlässiger ist die Struktur des Schleims. War sie vorher wie ein Schwamm mit Sackgassen, so ähnelt die Struktur des dehnbaren Zervixschleims eher einem Saugrohr, das die Spermien rasch vom Muttermund nach oben in den Gebärmutterhals zieht. Während die schnellsten Spermien direkt durch die Gebärmutter zu den Eileitern wandern, ruhen sich die meisten in den Krypten – Ausbuchtungen des Gebärmutterhalses – aus, bevor sie in den nächsten Tagen weiterschwimmen.

> Achtung: Schon ein erstes Lusttröpfchen, das durch Finger oder Penis in oder vor deiner Scheide ankommt, kann ausreichend Spermien für eine Befruchtung enthalten!
> Coitus Interruptus (»Aufpassen«) ist deshalb keinesfalls eine sichere Verhütungsmethode!

Lebensglück mit Ablaufdatum

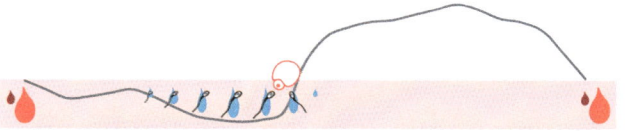

Spermien leben im Zervixschleim selten mehr als 3–5 Tage

In den Krypten und den Eileitern können die Spermien an den fruchtbaren Tagen 3–5 Tage überleben, um auf den Eisprung zu warten.[35]

Anderseits können Spermien auch unter besten Bedingungen nur selten mehr als 5 Tage überleben. Selbst wenn es einige wenige schaffen sollten, fehlt ihnen dann meist die Kraft für die anschließende Befruchtung.

Doch nicht alle Spermien haben überhaupt die Chance, in den Eileiter zu gelangen. Die Struktur des Zervixschleims ist nur für gut gebaute Spermien durchlässig. Deformierte Ergebnisse der Massenproduktion mit zum Beispiel zwei Köpfen, zu wenig Kraft oder wirren Bewegungen bleiben stecken und werden herausgefiltert. So versucht dein Körper, nur die fittesten Spermien auf die 15–18 Zentimeter lange Strecke bis zum Ende der Eileiter gelangen zu lassen.

Wettschwimmen zum Eileiter

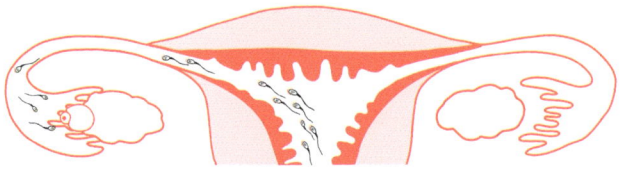

An fruchtbaren Tagen können die Spermien schnell in die Krypten, die Gebärmutter und in die Eileiter aufsteigen

Die schnellsten Spermien brauchen dafür gerade mal 30 Minuten. In der Regel dauert es jedoch einige Stunden, denn die Spermien müssen im Eileiter gegen feine Flimmerhärchen (Fimbrien) anschwimmen. Um die Spermien zu unterstützen, ziehen sich die Muskeln der Gebärmutter und des Eileiters, in dem es zum Eisprung kommt, rhythmisch zusammen, um sie so nach oben zu schieben.[36] Man nimmt an, dass ein Orgasmus der Frau diesen Prozess fördert.[37] Am Ende kommen trotz aller Unterstützung nur wenige hundert Spermien im äußeren Teil des Eileiters an. Steht der Eisprung noch bevor, dann können sie in den feinen trichterförmigen Enden deines Eileiters noch einige Zeit ausharren.

BEFRUCHTUNG

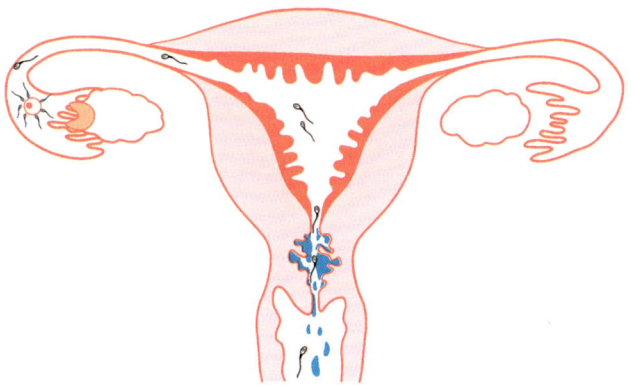

Nach dem Eisprung kann die Eizelle innerhalb von 12–18 Stunden befruchtet werden

Nach dem Eisprung rollt das Ei umgeben von Nahrungszellen sanft in die Falten des Eileitertrichters. Im Vergleich zu der 0,1 Millimeter großen Eizelle sind die Spermien mit gerade einmal 0,05 Millimetern Länge[38] winzig klein. Zusätzlich wird die Eizelle von Nahrungszellen umgeben, die sie für die nächsten 12–18 Stunden mit Nahrung und Sauerstoff versorgen und aus ihr einen großen, fusseligen Ball machen.

Mit vereinten Kräften

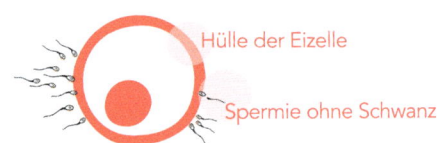

Sobald eine Spermie die Hülle der Eizelle
durchdringt, wirft sie ihren Schwanz ab

Alle Spermien, die bis hierhin gelangt sind, versuchen sich nun mit vereinten Kräften durch die Schutzhülle der Eizelle zu bohren. Der Schwanz ist nun überflüssig und wird abgeworfen, sobald der Kopf in die Eihülle eindringt. In dem Augenblick, in dem ein Spermium die Hülle durchdringt, schließt sich diese sofort wieder, um weitere Spermien draußen zu halten. Nun beginnt ein Tanz, in dem sich die Kerne der Eizelle und des Spermiums suchen und anziehen. Der erste Tag eines neuen Lebens fängt an.

Bei Mehrlingen und zweieiigen Zwillingen finden mehrere Eisprünge gleichzeitig statt, was nur so lange möglich ist, bis der Progesteronspiegel ausreichend hoch ist, um weitere Eisprünge zu verhindern. In der Regel ist dies innerhalb weniger Stunden der Fall. Bei eineiigen Zwillingen teilen sich die Keimzellen während der Reise in die Gebärmutter.

Die Reise beginnt

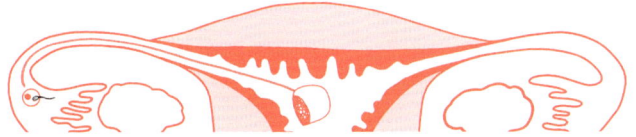

Der Weg der befruchteten Eizelle durch den Eileiter in die Gebärmutter

Sobald sich die Eizelle und das Spermium vereinen, entsteht ein einzigartiges Leben, dessen Aussehen und Grundeigenschaften nun festgelegt sind. Die erste Teilung dieser Keimzelle beginnt schon wenige Stunden nach der Befruchtung. Am 4. Tag sind es schon 32 bis 64 Zellen, die sich anfangen zu spezialisieren.

Und während die neu entstandenen Zellen sich wieder und wieder teilen, transportiert der Eileiter das kleine, stetig wachsende neue Leben in Richtung Gebärmutter. Wenn es dort nach nicht ganz einer Woche ankommt, besteht es bereits aus 100 Zellen[39] und schwebt wie ein kleiner Astronaut in der Gebärmutterhöhle auf der Suche nach einem passenden Landeplatz.

Ankunft in der Gebärmutter

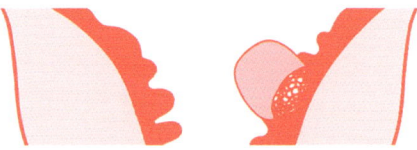

Das Progesteron verändert die Schleimhaut, sodass sich der Embryo einnisten kann

Bis zu diesem Zeitpunkt hat das wärmende Progesteron aus dem Gelbkörper die Gebärmutterschleimhaut so verändert, dass sich der Embryo ungefähr ab dem 6. Tag nach der Befruchtung einnisten kann. Bis der Embryo vollständig in die oberste Schicht der Gebärmutterschleimhaut eingedrungen ist, dauert es ein paar Tage. Manche Frauen spüren dabei einen kleinen Schmerz oder haben eine leichte Blutung. Unmittelbar nach der Einnistung beginnt sich auch die Plazenta zu entwickeln. Sie übernimmt ungefähr ab dem 4. Schwangerschaftsmonat die Versorgung des Embryos und dient dem Austausch von Stoffwechselprodukten.

SCHWANGER?

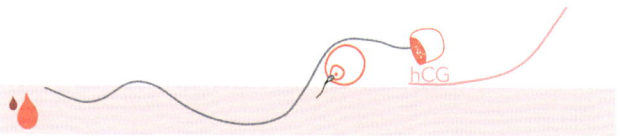

Das hCG wird ab der Einnistung ausgeschüttet und steigt rasch an

Ab dem Tag der Einnistung verändert sich der Hormonhaushalt der werdenden Mutter: Der Embryo meldet sich nun mit dem Schwangerschaftshormon hCG.

Das humane Chorion Gonadotropin (hCG) wird von der Plazenta gebildet und ist ab dem Zeitpunkt der Einnistung im Blut der Mutter nachweisbar. Bis ein Urintest verlässlich anschlägt, dauert es meist noch einige Tage länger. Insgesamt wird es für maximal 8–12 Wochen ausgeschüttet und ist ein Grund für die bekannte Morgenübelkeit.[40] Sobald der hCG-Spiegel sinkt, verschwindet auch die Morgenübelkeit bei den allermeisten Frauen.

Einnistung oder Blutung?

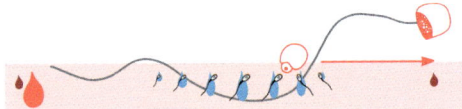

Eine leichte Blutung nach dem Eisprung
kann auf die Einnistung hinweisen

Spürst du etwa eine Woche nach dem Eisprung einen leichten Schmerz oder bemerkst eine leichte Blutung, so könnte das ein erster Hinweis auf eine Schwangerschaft sein. Wird die Blutung jedoch stärker, dann hatte das werdende Leben einfach keine Chance, sich ein gemütliches Plätzchen zu suchen, da der Gelbkörper frühzeitig erschöpft ist und durch den Hormonabfall die Menstruation zu früh einsetzt.

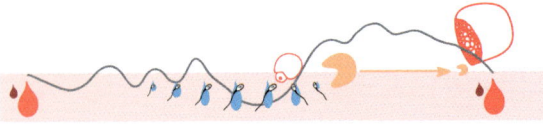

Bei einer kurzen Progesteronphase ist
eine Einnistung nicht möglich

Schwanger!

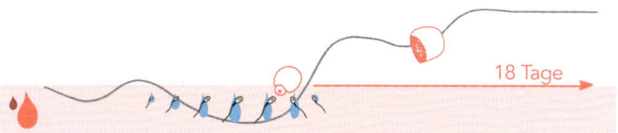

Der sichtbare Anstieg der Temperatur ist ein Hinweis auf eine mögliche Schwangerschaft

Eine Schwangerschaft zu erkennen ist gar nicht so schwer. Schon kurz nach der Einnistung produziert der Embryo sehr viel mehr Progesteron als der Gelbkörper. Dadurch steigt die Morgentemperatur ungefähr eine Woche nach dem Eisprung nochmals leicht an – ein erster Hinweis auf eine mögliche Schwangerschaft. Tritt 18 Tage nach dem Eisprung keine Blutung ein und bleibt die Temperatur erhöht, kannst du auch ohne Schwangerschaftstest davon ausgehen, dass du wahrscheinlich schwanger bist.

Nach 3 Monaten lässt die Morgenübelkeit nach, und die Temperatur sinkt wieder leicht ab. Spätestens jetzt lohnt sich ein Besuch bei der Frauenärztin und die Suche nach einer Hebamme, die dich schon während der Schwangerschaft begleitet.

Glückwunsch!

Denn bis zu diesem Punkt haben es von den 400.000 Eizellen der Frau und den 150–500 Millionen Spermien[41] des Mannes nur 2 geschafft: eine Eizelle und ein Spermium. Ein doppelter Sieg.

Geburtstermin berechnen

Wenn du deinen Zyklus aufzeichnest, kannst du den wahrscheinlichen Geburtstermin ausgehend vom Temperaturanstieg nach dem Eisprung errechnen:

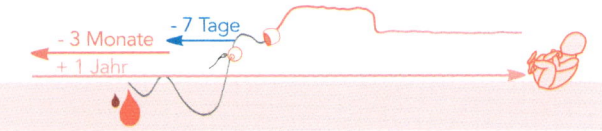

Tag der 1. erhöhten Messung minus 7 Tage minus 3 Monate plus 1 Jahr ergibt den wahrscheinlichen Geburtstermin[42]

Wenn also dein Eisprung nicht am 14., sondern am 24. Zyklustag war, dann macht das mal locker 10 Tage aus, die das Baby länger gemütlich in Mamas Bauch bleiben darf.

FAZIT

6 TAGE GEMEINSAM FRUCHTBAR

Eine Schwangerschaft ist möglich, wenn Spermien an einem der 5 fruchtbaren Tagen vor dem Eisprung oder am Tag des Eisprungs in die Scheide gelangten.[43] An den meisten anderen Tagen vergehen die Spermien innerhalb von 3 Stunden in der sauren Umgebung der Scheide.

Wann genau die fruchtbare Zeit beginnt und endet, ist individuell verschieden. Warum das so ist, sehen wir uns im folgenden Kapitel genauer an.

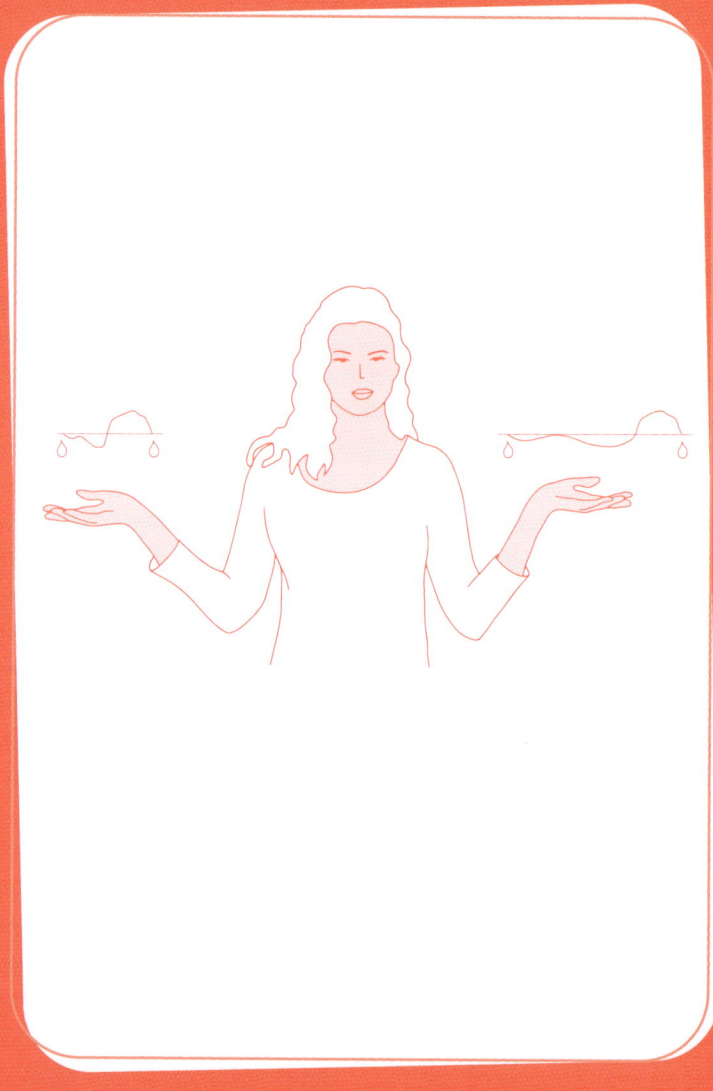

ZYKLUS-SCHWANKUNGEN

ZYKLEN SIND UNTERSCHIEDLICH

Der Zyklus einer Frau wird gern mit den Mondphasen oder auch den wechselnden Jahreszeiten verglichen. Während die Dauer der Mondumlaufbahn nur um wenige Stunden schwankt,[44] gibt es nur wenige Frauen, die auf den Tag genau vorhersagen könnten, wann ihre nächste Menstruation eintritt.

Die meisten Frauen haben schwankende Zyklen. Und selbst jene mit konstanten Zyklen haben statistisch gesehen 1–3 Ausreißer pro Jahr, denn das Leben verläuft eben nicht immer regelmäßig. Es steckt voller Herausforderungen, wunderbaren und anstrengenden Zeiten, die wir mehr oder weniger gelassen meistern. So unterschiedlich wir auf Stress und Krankheit reagieren, so unterschiedlich antwortet unser Hormonhaushalt und damit unser Zyklus auf unsere Lebensweise. Genau dies ist aber eine große Chance, denn – wir können es gar nicht oft genug betonen – dein Zyklus ist ein Spiegel deines Wohlbefindens und damit ein ganz wunderbares Alarmsystem, wenn deine Hormone aus dem Gleichgewicht geraten sind.

Alarmsignale deines Körpers

Was heißt das nun konkret? Ist dein Körper in Alarmbereitschaft, überfordert oder übermüdet, werden im Gehirn Stresshormone ausgeschüttet, um die Grundfunktionen zu sichern. So wie die Sexualhormone FSH, LH, Östrogene und Progesteron einander beeinflussen, haben auch jene Hormone, die bei Stress ausgeschüttet werden, einen Einfluss auf die Sexualhormone.
Da das Überleben für deinen Körper an erster Stelle steht, rückt die Produktion der Sexualhormone in stressigen Phasen in den Hintergrund. Ansonsten gesunde Frauen berichten oft, dass sich ihre Menstruation in Extremsituationen verspätet oder gar über mehrere Monate ausbleibt.[45]

Um deinen Zyklus besser verstehen und einordnen zu können, machen wir einen kurzen Ausflug in die Welt der Statistik. Die Daten stammen aus der Deutschen Zyklusdatenbank[46] und entsprechen meinen eigenen Beobachtungen aus meiner Zyklusberatung. Anhand einiger Beispielzyklen sehen wir uns dazu passende typische Zyklusstörungen an und erläutern mögliche Ursachen für diese Zyklusschwankungen.

STATISTIK

Eines können wir mit Sicherheit sagen: Nur sehr wenige Zyklen sind so regelmäßig wie im ersten Kapitel dargestellt – und das ist ganz normal. Beginnen wir mit der durchschnittlichen Zykluslänge aller Frauen, die sich laut einer Studie von 2006[47] wie folgt verteilt:

Zykluslängen der Frauen

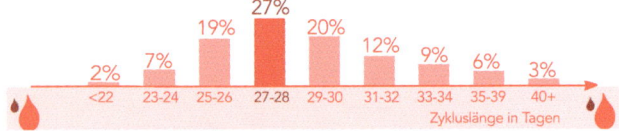

Zyklen können unterschiedlich lang sein: Nur 27 % aller Zyklen sind 27–28 Tage lang

Auch wenn in Grafiken der Zyklus der Einfachheit halber meist mit 28 Tagen dargestellt wird, sind nur 13 % aller Zyklen genau 28 Tage lang. Die meisten Zyklen gesunder Frauen im Alter von 19–45 Jahren sind kürzer (28 %) oder länger (55 %). Daran wird deutlich, dass auch der Eisprung eben nicht immer am 14. Zyklustag stattfindet, und den Zyklusverlauf pauschal so darzustellen, ist grob irreführend! In der Praxis gelten

Zykluslängen von 23–35 Tagen als normal. Zyklen mit weniger als 21 Tagen sind sehr selten und wahrscheinlich unfruchtbar, weil diese kurze Zeitspanne nicht ausreicht, um ausreichend lange Östrogen- und Progesteronphasen zu erleben.

Zyklusschwankungen einer Frau

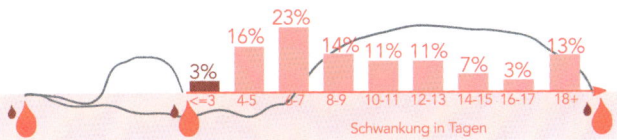

Die Zykluslänge einer Frau während eines Jahres schwankt ganz natürlich um mehrere Tage

Noch interessanter wird es, wenn wir die Zyklen jeweils einer einzelnen Frau während eines Jahres betrachten. Tatsächlich könnten gerade mal 3% aller Frauen die Kalendermethode nutzen, um ihre nächste Menstruation auf den Tag genau vorherzusagen. Bei fast der Hälfte der Frauen in der Studie variierte die Zykluslänge innerhalb eines Jahres um ungefähr 1 Woche, bei den meisten sogar um bis zu 2 Wochen. Ein als regelmäßig geltender Zyklusverlauf sähe zum Beispiel so aus:

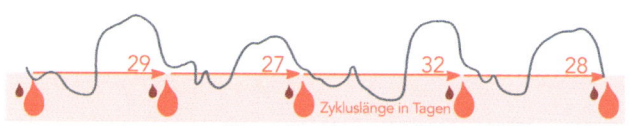

Typische Zyklusschwankungen einer gesunden Frau

Leichte Schwankungen bis zu 5 Tagen von Zyklus zu Zyklus sind ganz normal und gelten als regelmäßig. Die Mehrheit aller Frauen erlebt sogar Zyklusschwankungen von mehr als einer Woche. Dazu gehören auch die gelegentlichen Ausreißer bei ansonsten regelmäßigen Zyklen. Hin und wieder lässt die nächste Menstruation aber auch mal 2 Wochen auf sich warten. Tatsächlich hat der natürliche Zyklus nichts mit dem künstlich hergestellten gleichmäßigen Pillenzyklus zu tun: Im Alltag wird aus dem regelmäßigen Scheinzyklus unter der Pille ein dynamisch pulsierender, mehr oder weniger rhythmischer Tanz des Lebens, den die meisten Männer mit Verwunderung verfolgen. So wie verschiedene Tänze haben auch die beiden Zyklusphasen unterschiedliche Rhythmen. Doch woher kommen diese Schwankungen? Und wie wirken sich diese auf die Bestimmung deiner fruchtbaren Tage aus? Dafür betrachten wir die Zyklusphase vor und nach dem Eisprung im Folgenden einmal separat.

SCHWANKENDE EIREIFUNGSPHASE

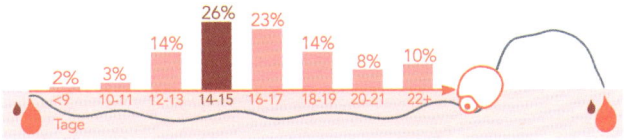

Die Eireifungsphase ist störanfällig: Nur in 26 % aller Zyklen findet der Eisprung an Zyklustag 14 oder 15 statt (Zahlen aufgerundet)

Dein Zyklus beginnt mit der Menstruation, die als sichtbarer Start der Eireifung verstanden werden kann, auch wenn diese, wie wir jetzt schon wissen, eigentlich einige Tage vorher anfängt. Sehr kurze Eireifungsphasen sind eher selten. Gerade mal 5 % aller Frauen in der Studie mit fast 10.000 Zyklen hatten einen Eisprung vor dem 12. Zyklustag. Die Mehrzahl der Frauen (63 %) hatte ihren Eisprung zwischen dem 12. und 17. Zyklustag. Daraus jedoch abzuleiten, dass dein Eisprung immer um den 14. Zyklustag herum stattfindet, wäre grob fahrlässig! Wie die Statistik zeigt, sind über die Hälfte der Frauen (55 %) noch nach dem 15. Zyklustag fruchtbar.

Zyklen ohne Eisprung

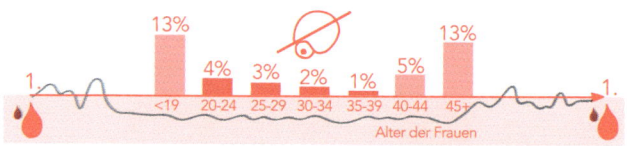

Anteil der Zyklen ohne Eisprung nach Alter der Frauen

Zyklen ohne Eisprung kommen meist in Zeiten hormoneller Umstellung vor. Dies ist der Fall bei jungen Mädchen, nach Absetzen hormoneller Verhütung, nach der Geburt und in den Wechseljahren.
Die Blutung tritt dann ein, wenn die Gebärmutterschleimhaut so hoch aufgebaut ist, dass sie nach einigen Wochen wie alte Farbe abblättert. So reinigt sich der Körper und schafft die Grundlage für einen neuen Versuch, eine Schwangerschaft herbeizuführen.

Natürliche Ursachen

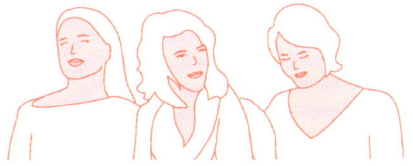

Mit dem Alter verändert sich auch der Zyklus

Bei jungen Mädchen muss der Körper das Spiel der Hormone erst erlernen. Zykluslängen bis zu 45 Tage sind für Teenager in den ersten Jahren ganz normal. Auch nach Absetzen der Pille geht es in den ersten 6 Zyklen oft etwas turbulenter zu. Bei den meisten gesunden Frauen zwischen 20 und Mitte 30 sind Zyklen ohne Eisprung selten und der Eisprung ist meist zwischen Zyklustag 14 und 20, doch auch da sind natürlich Schwankungen möglich. Mit zunehmendem Alter sinkt nicht nur deine Fruchtbarkeit, sondern deine Zyklen werden etwas kürzer. Ab Anfang 40 findet der Eisprung häufig schon recht früh statt, bevor sich diese frühen Eisprünge dann mit immer längeren Eireifungsphasen abwechseln,[48] bis sie ganz ausbleiben.

Lange Eireifung

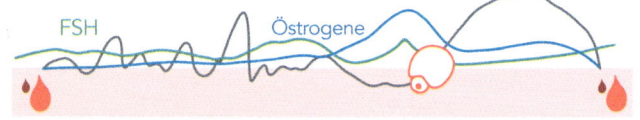

Beispiel eines Stress-Zyklus mit unterbrochener Eireifung (FSH)

Doch nicht nur Frauen am Ende ihrer fruchtbaren Lebensphase müssen mitunter länger auf ihren Eisprung warten. Auch bei Frauen unter 35 Jahren sind längere Eireifungsphasen wesentlich häufiger als kurze, was in unserer hektischen Zeit wenig verwundert: Lehre, Studium, Reisen, Job oder Kinder bestimmen den Takt, und Entspannung und Schlaf kommen oft zu kurz. Verlängerte Eireifungsphasen treten unter diesen Umständen relativ häufig auf, denn das Eireifungshormon FSH wird im Gehirn erzeugt – zusammen mit vielen anderen Hormonen, die unsere Temperatur, unseren Umgang mit Stress, unser Schlaf- und Essverhalten beeinflussen. Da für deinen Körper Lebenserhaltung und Stressbewältigung an erster Stelle stehen, werden in schwierigen Zeiten zuerst die dafür spezialisierten Hormone erzeugt. Das Sexualhormon FSH wandert dann in die Warteschleife, was zu einer verlängerten Eireifung und entsprechend späten Eisprüngen führt.

Hilferufe verstehen

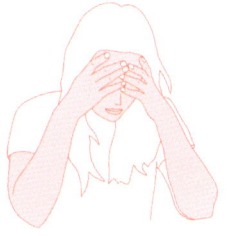

Diese Verschiebung macht auch durchaus Sinn, denn in Zeiten hoher geistiger und körperlicher Belastung, mit wenig Nahrung oder auf der Flucht ist einfach keine Zeit und Kraft vorhanden, um auch noch ein Baby zu nähren. Und so geschieht es ganz häufig, dass insbesondere in Prüfungszeiten, bei strikten Diäten, veganer Ernährung, Untergewicht, übermäßigem Sport, Stress, Schilddrüsenentzündungen oder Schockzuständen dein Körper die FSH-Produktion auf Eis legt und dadurch die Eireifung über kürzere oder längere Zeit angehalten wird.

Ein verzögerter oder ausbleibender Eisprung ist besonders bei Frauen zwischen 20 und 35 Jahren ohne besondere Lebensumstände oder Erkrankungen ein sanfter Hinweis des Körpers, dass sie besser auf sich achten sollten. Das sehen wir uns jetzt noch etwas genauer an.

Flache Ebenen

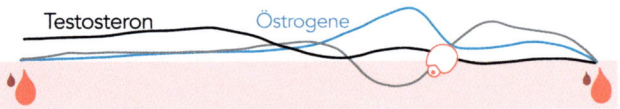

Erhöhte Testosteronwerte in der Eireifungsphase hemmen den Eisprung und den Temperaturanstieg

Insbesondere Frauen, die viel Kraftsport treiben und sich eiweißreich ernähren, beobachten häufig, dass ihre Temperatur im gesamten Zyklus relativ konstant bleibt. Ähnlich ergeht es Frauen, die das PCO-Syndrom haben (siehe Kapitel: Zum Weiterlesen) – in beiden Fällen ist das Testosteron erhöht und unterdrückt die Eireifung. Das trifft aber nicht nur Leistungssportlerinnen, sondern auch Häuslebauerinnen, Weltenbummlerinnen oder Helferinnen in Krisengebieten. In solchen Phasen körperlicher Höchstleistung schützt dein Körper dich durch die Unterdrückung der Eireifung davor, zu einem unpassenden Zeitpunkt schwanger zu werden.

In diesem Fall bleibt dir nichts anderes übrig, als Geduld zu haben – auch wenn der Eisprung viel später als erwartet kommt, denn die Eibläschen wachsen erst wieder, wenn der Stress nachlässt.

Berg- und Talfahrt

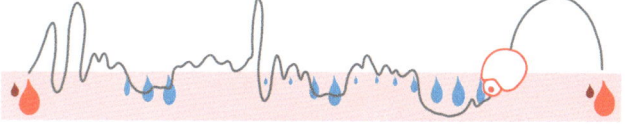

Zackiger Zyklus mit mehreren Phasen
mit dehnbarem Zervixschleim

Doch weitaus häufiger als Zyklen ohne Eisprung sind lange Eireifungsphasen, in denen die Temperatur Wellen schlägt oder sehr zackig ist und mehrere Phasen mit sichtbarem Zervixschleim auftreten. Mögliche Ursachen für mehr oder weniger lange Zickzack-Zyklen sind unter anderem Schichtarbeit, großer Stress, unregelmäßiger Schlaf, Reisen und Schilddrüsenprobleme. Während die Temperaturen bei einer Schilddrüsenunterfunktion oft auffällig tief sind, haben Frauen mit Überfunktion meistens stark erhöhte Temperaturen. Wenn du den Verdacht hast, dass eine Schilddrüsenstörung vorliegen könnte, wende dich bitte an deinen Arzt oder deine Ärztin.

Wechseln sich in langen Zyklen trockene Tage und Phasen mit flüssigem Östrogenschleim ab, so ist dies ein erster sanfter Hinweis darauf, dass ein Eisprung vorbereitet wird.

Nach der Geburt

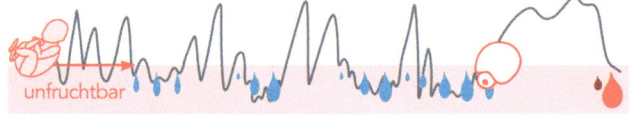

Beginnende Fruchtbarkeit in der Stillzeit – verkürzt dargestellt

Besonders deutlich erleben junge Mütter diesen Rhythmus aus trockenen und feuchten Tagen. Direkt nach der Geburt bist du in den ersten 4 Wochen unfruchtbar. Danach kehrt – je nachdem, ob du stillst oder nicht – deine Fruchtbarkeit allmählich zurück. In dieser Zeit ist die Temperaturkurve oft extrem zackig. In längeren Stillpausen oder Zeiten mit weniger Stress und mehr Schlaf können die Eibläschen heranreifen – wie im Stau geht es schubweise vorwärts. Der Zervixschleim gibt erste Hinweise auf einen ansteigenden Östrogenspiegel. Nach dem ersten Eisprung folgt meist ein sehr klarer Temperaturanstieg, der nach dem Regelwerk der symptothermalen Methode auswertbar ist. Wer bisher keine Erfahrung mit der Zyklusbeobachtung gemacht hat, kann auch während der Stillzeit mit Hilfe einer erfahrenen NFP-Beraterin die Zyklusanalyse erlernen und anwenden. Adressen finden sich im Netz und im Literaturverzeichnis.

DOPPELTE KONTROLLE

Mehrere Schleimhöhepunkte im Zyklus sind ganz normal und kommen vor allem bei jungen Mädchen, nach hormoneller Umstellung wie dem Absetzen der Pille, während der Stillzeit und in den Wechseljahren vor. Wenn du nicht in einer dieser Lebensphasen bist und auch keine anderen Ursachen wie Stress oder Krankheit für unregelmäßige Zyklen ausmachen kannst, dann lohnt sich die Ursachenforschung. Manchmal reicht es schon, die Ernährung umzustellen oder regelmäßiger zu schlafen, um den Zyklus zu unterstützen.
Ob ein Eisprung tatsächlich stattgefunden hat oder ob nur die Eireifung und damit die Produktion von flüssigem Schleim vorübergehend eingestellt wurde, kann die Schleimbeobachtung nicht eindeutig beantworten – dafür brauchen wir die Auswertung des typischen Temperaturanstiegs, der den vermuteten Eisprung bestätigt.

Die Beobachtung des Zervixschleims allein ist daher keine sichere Verhütungsmethode!

STABILE PROGESTERONPHASE

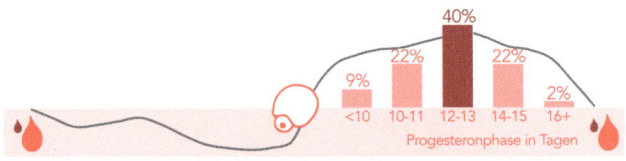

Die wärmende Progesteronphase ist relativ
konstant und wenig störanfällig

Die warme Progesteronphase, also die Zeit vom Temperaturanstieg bis zum Tag vor der Menstruation (auch Hochlage, Gelbkörperphase, Lutealphase genannt) ist in der Regel 10–16 Tage lang. Am häufigsten sind Progesteronphasen mit 12–13 Tagen. Dies lässt der befruchteten Eizelle ausreichend Zeit für die Reise durch den Eileiter und die Einnistung in die Gebärmutterschleimhaut.

Im Gegensatz zur Eireifungsphase ist die wärmende Progesteronphase einer Frau relativ konstant. Sie schwankt meist nur um 1–2 Tage von Zyklus zu Zyklus. Während Störungen in der Eireifungsphase noch große Ausschläge verursachen können, fallen diese äußeren Einflüsse in der wärmenden Progesteronphase viel geringer aus.

Kurze Progesteronphasen

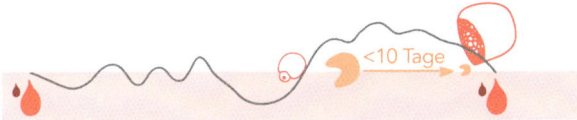

Bei sehr kurzen Progesteronphasen ist
die Einnistung nicht möglich

Verkürzte Progesteronphasen kommen ganz natürlich vor bei jungen Mädchen, da ihr Körper das Hormongeschehen noch übt, und ab dem Beginn der Wechseljahre, wenn der Hormonhaushalt in Turbulenzen gerät. Auch in den ersten Zyklen nach Absetzen der Pille ist eine verkürzte zweite Zyklusphase nicht ungewöhnlich und pendelt sich oft mit der Zeit von selbst ein.
Sehr kurze Progesteronphasen und Schmierblutungen vor der vollen Blutung sind ein Anzeichen dafür, dass der Gelbkörper früh erschöpft ist. Auch in der zweiten Zyklusphase ist sehr viel und vor allem langanhaltender Stress einer der Gründe für den Hormonmangel.[49]
Zyklen mit Progesteronphasen von weniger als 10 Tagen sind in der Regel unfruchtbar, da bei der Ankunft eines befruchteten Eis in der Gebärmutter die Gebärmutterschleimhaut bereits mit der Blutung begonnen hat.

Lange Progesteronphasen

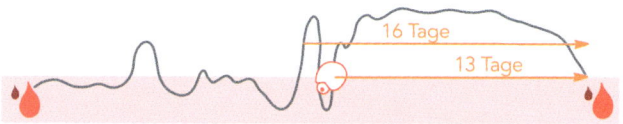

Beispiel für einen falschen Temperaturanstieg vor dem Eisprung

Zyklen mit Progesteronphasen von mehr als 15 Tagen sind in der Praxis selten. Wenn bei Frauen, die normalerweise 13 Tage lang erhöhte Temperaturen haben, die Blutung nicht am erwarteten Tag einsetzt und keine Schwangerschaft vorliegt, könnte der Anstieg der Temperaturkurve durch falsch erhöhte Messungen verdeckt sein. Bleibt deine Temperatur jedoch nach dem sicher ermittelten Eisprung über mehr als 18 Tage erhöht, dann lohnt sich ein Schwangerschaftstest.

Um deine Temperaturkurve sicher auswerten zu lernen und Störungen zuverlässig zu erkennen, lege ich dir eine Beratung bei einer ausgebildeten NFP-Beraterin ans Herz. Sie kann dir dabei helfen, deine individuellen Störfaktoren kennenzulernen und mehr Sicherheit im Umgang mit diesen Störungen zu gewinnen. Außerdem erkennt ihr geschultes Auge gegebenenfalls im Zyklusverlauf bereits Anzeichen für ein hormonelles Ungleichgewicht.

FAKT IST: ZYKLEN SCHWANKEN

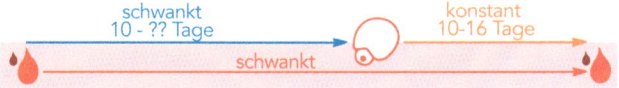

Der Tag des Eisprungs und die Zykluslänge schwanken

Wenn du beginnst, deine Menstruation zu notieren und nicht hormonell verhütest, entdeckst du bald, dass deine Zyklen nicht jeden Monat exakt gleich lang sind. Zyklusschwankungen bis zu 5 Tagen sind ganz normal. Selbst Frauen mit sonst regelmäßigen Zyklen erleben, dass der Zyklus gelegentlich länger ist als sonst, denn dein Zyklus ist der Spiegel deines Wohlbefindens und deiner Lebensumstände. Tritt deine Menstruation später ein als sonst, haben sich dein Eisprung und deine fruchtbaren Tage nach hinten verschoben.

Botschaften deines Körpers

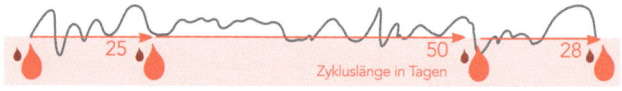

Stark schwankende Zyklen sind ein Alarmsignal

Wenn du deinen Zyklus beobachtest und schwer auswertbare, lange Zyklen oder Zyklen ohne Eisprung häufiger vorkommen, wird es Zeit, nach den Ursachen zu suchen – von Grunderkrankungen, starken Diäten bis hin zu Stress und exzessivem Sport sind viele Gründe denkbar. Bei diesen Zyklen gelten meine ersten Fragen immer dem Gewicht, der Schilddrüse und der Ernährung. Gerade bei Frauen, die einen BMI unter 19 haben und/oder sich vegan ernähren, produziert der Körper oft nicht genug Fette und Eiweiße, um die Eireifung zu unterstützen. Bleibt der Eisprung aber häufig aus, dann fehlen langfristig die Östrogene beim Knochenaufbau.[50]

> Unregelmäßige Zyklen ohne Eisprünge sind ein sanftes Alarmsignal deines Körpers. Hör hin!

FAZIT

KENNE DEINEN ZYKLUS

Die Aussage »ich bin überfällig« ist häufig eben nicht Anzeichen für eine Schwangerschaft, sondern das Ergebnis eines verzögerten Eisprungs. Wenn du deinen Zyklus beobachtest, kannst du diesbezüglich ganz entspannt bleiben, weil du weißt, warum deine Menstruationsblutung auf sich warten lässt.

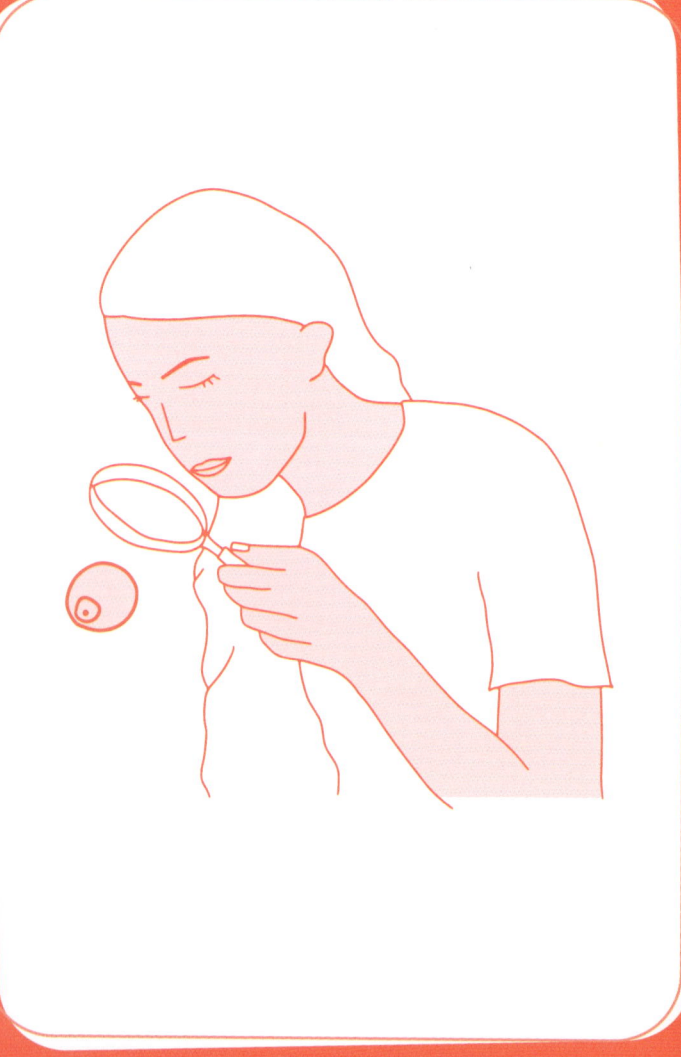

EISPRUNG
ERKENNEN

METHODEN UND MARKER

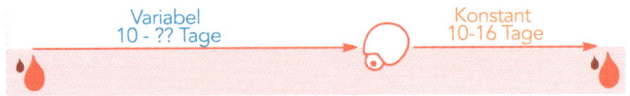

Die Frage aller Fragen: Eisprung, wo bist du?

Wie wir gesehen haben, verändert sich dein Körper im Lauf des Zyklus und hinterlässt dabei Spuren, die dir Rückschlüsse auf den Zeitraum des Eisprungs und damit deine aktuelle Fruchtbarkeit ermöglichen. Selbst bei Frauen mit sonst regelmäßigen Zyklen kann der Tag des Eisprungs schwanken, denn Störungen treten hauptsächlich in der Eireifungsphase auf, wodurch der Eisprung später stattfinden kann als sonst. Die Zeit vom Eisprung bis zur Menstruation ist dagegen recht konstant.

Das A–Z der Zyklusbeobachtung

Um deinen Eisprung zu erkennen, gibt es mehrere Methoden und Marker, mit deren Hilfe du die fruchtbaren Tage mehr oder weniger genau bestimmen kannst.

Ultraschall

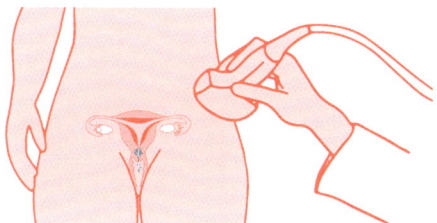

Mit Ultraschall kann ein sprungreifes Eibläschen erkannt werden

Wenn der Kinderwunsch übermächtig wird und die Schwangerschaft ausbleibt, machen Frauenärztinnen eine oder mehrere Ultraschalluntersuchungen. Erfahrene Ärztinnen erkennen dabei, ob ausreichend Eibläschen vorhanden sind und in welchem Wachstumsstadium sie sich befinden. Auch für klinische Studien ist die begleitende Ultraschalluntersuchung um den Tag des Eisprungs der Goldstandard, um einen Eisprung sicher zu bestimmen und aus dem direkten Vergleich mit diesen Daten die Zuverlässigkeit aller anderen Methoden zu ermitteln.

Zervixschleim

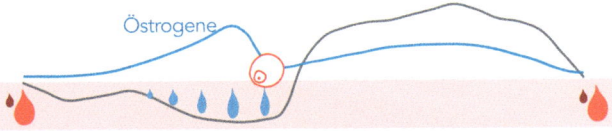

Östrogene senken häufig die Temperatur und verflüssigen den Zervixschleim vor dem Eisprung

Rund um den Eisprung bemerken viele Frauen dehnbaren oder wässrigen Schleim am Scheidenausgang. Mit zunehmendem Östrogenspiegel verflüssigt sich der anfangs eher zähe, cremige Schleim. Im besten Fall wird der Schleim kurz vor dem Eisprung sehr dehnbar, flüssig, klar oder ähnelt rohem Eiweiß. Nach dem Eisprung wird der Schleim wieder dicklicher oder verschwindet ganz. Diesen Umschwung kannst du gut beobachten.

Der Zervixschleim ist das Lebenselixier für Spermien und oft das am einfachsten wahrnehmbare Zeichen für die hoch fruchtbaren Tage. Er kann aber nicht eindeutig bestätigen, dass der Eisprung anschließend auch tatsächlich stattgefunden hat. Seine wahre Kraft entfaltet der Zervixschleim in der Kombination mit der Aufwachtemperatur.

Muttermund

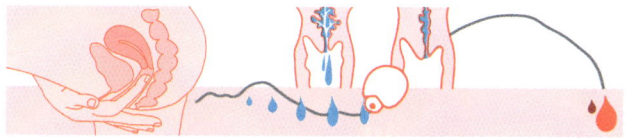

Der Muttermund ist vor dem Eisprung offen und der Schleim fließt heraus

Mit zunehmendem Östrogen öffnet sich der Muttermund relativ rasch und ist schwerer zu erreichen als an anderen unfruchtbaren Tagen. Gleichzeitig wird er weich, etwa so wie dein Ohrläppchen, und Zervixschleim fließt heraus. Die Veränderung des Muttermundes zu ertasten und zu bewerten braucht etwas Übung, ist aber ein sehr aussagekräftiges Zeichen für die hoch fruchtbaren Tage, insbesondere für Frauen mit wenig Zervixschleim. Allerdings sind auch die Veränderungen des Muttermundes lediglich ein Zeichen für einen kurz bevorstehenden Eisprung, kein tatsächlicher Beweis dafür, dass er auch wirklich stattgefunden hat. Genau wie der Zervixschleim eignet sich die Beobachtung des Muttermundes allein also nicht, wenn du sicher verhüten möchtest.

Temperaturanstieg

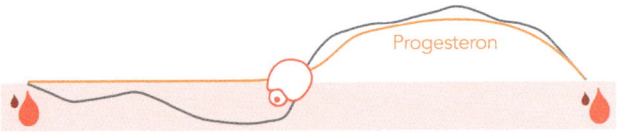

Der typische Temperaturverlauf mit tiefen Temperaturen vor und erhöhten Temperaturen nach dem Eisprung

Das sicherste Zeichen dafür, dass du einen Eisprung hattest, ist der typische Temperaturanstieg. Diesen Anstieg kannst du mit Hilfe des Regelwerks der symptothermalen Methode erkennen und auswerten lernen. Er wird durch das wärmende Hormon Progesteron verursacht. Es verhindert einen weiteren Eisprung und bereitet die Gebärmutter auf eine mögliche Schwangerschaft vor. Ist die Progesteronphase zu kurz, kann ein befruchtetes Ei sich nicht einnisten.

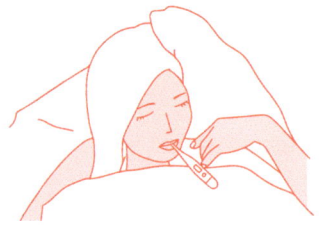

Der Tempraturanstieg kannst du durch Messen deiner Aufwachtemperatur feststellen

Ovulationstests

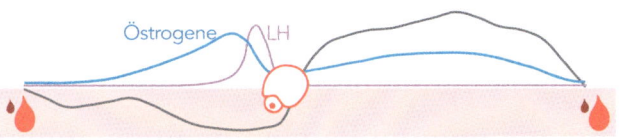

LH löst den Eisprung aus und ist im Blut und Urin messbar

Kurz vor dem Eisprung wird für 24–36 Stunden das luteinisierende Hormon (LH) ausgeschüttet. Das LH bewirkt, dass die Hülle des Eibläschens dünner wird und begünstigt somit den Eisprung. In der Regel findet der Eisprung 9–12 Stunden nach dem LH-Gipfel statt, wenn das LH im Blut getestet wurde.[51] Handelsübliche Urintests sind hingegen nicht so zuverlässig.[52]

Mehrfache LH-Anstiege sind keine Seltenheit, außerdem kann der Eisprung bis zu 2 Tage vor oder nach dem LH-Gipfel stattfinden.[53] Ein Zyklus ohne LH-Gipfel ist kein sicherer Beweis, dass in diesem Zyklus kein Eisprung stattgefunden hat.[54] LH-Tests sind daher für die sichere Verhütung nicht geeignet und auch für die Bestimmung der hochfruchtbaren Tage bei Kinderwunsch nur bedingt zu empfehlen, da sie das fruchtbare Fenster unnötig verkleinern und dir weniger fruchtbare Tage anzeigen.

Eisprung fühlen

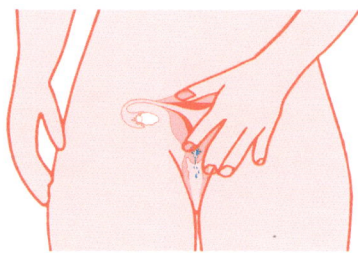

Ein Ziehen oder Stechen im Unterbauch kann durch den Eisprung verursacht werden

Ein Ziehen im Unterleib ist für einige Frauen ein vertrautes Zeichen, dass sie gerade einen Eisprung haben. Manche fühlen sogar, auf welcher Seite das Ei springt. Dieser sogenannte Mittelschmerz kann mehrere Ursachen haben und ist ein sehr persönliches Merkmal für die einzelne Frau. Als verlässliches, standardisiertes Zeichen zur Bestimmung des Eisprungs oder gar für die Verhütung taugt es jedoch nicht, da viele Frauen diese Zeichen nicht wahrnehmen oder nicht zuordnen können und weil der genaue Zeitpunkt des Mittelschmerzes sehr stark variieren und vom Eisprung abweichen kann.

Eisprungblutung

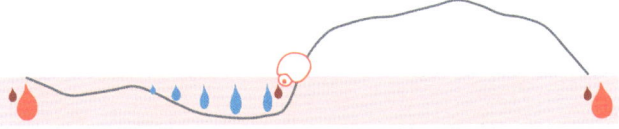

Unmittelbar nach dem Eisprung kann es zu einer ganz leichten Blutung kommen

Einige Frauen bemerken rund um den Eisprung eine leichte Blutung. Diese kann ganz leicht und gerade so eben als roter Tropfen beim Abwischen auf dem Toilettenpapier erkennbar sein, meist mit dehnbarem Schleim vermischt. Dabei handelt es sich um eine Eisprungblutung, wenn anschließend die Temperatur ansteigt und der Zervixschleim nicht mehr sichtbar ist. Der Grund dafür ist ein rasches Absinken des Östrogenspiegels nach dem Östrogenhöhepunkt, ähnlich dem Hormontief, das die Menstruation auslöst.[55]

> Diese leichte Blutung ist keine Menstruation! Du bist in dieser Zeit hoch fruchtbar.

Brustsymptom

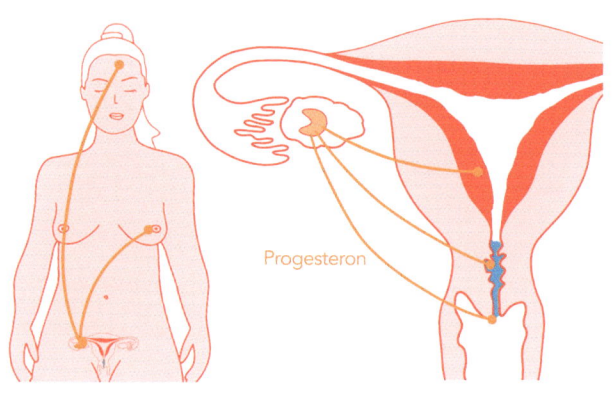

Das Brustgewebe verändert sich nach dem Eisprung

Manche Frauen bemerken nach dem Eisprung oder kurz vor ihrer nächsten Periode eine Veränderung ihrer Brust. Oft wird sie voller, da die Milchdrüsen sich auf eine mögliche Schwangerschaft vorbereiten. Auch ein leichtes oder stärkeres Spannungsgefühl kann nun auftreten, das durch Wassereinlagerungen hervorgerufen wird. Wann und wie sich die Brust verändert, ist jedoch bei jeder Frau ein bisschen anders und daher ebenfalls nur als persönliches Merkmal zur Erkennung einer bestimmten Zyklusphase geeignet.

CO₂ in der Atemluft

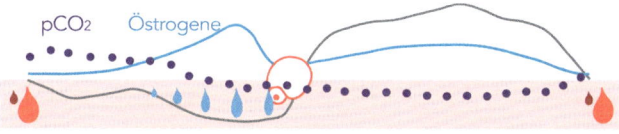

Der pCO2-Druck in der Atemluft sinkt an den fruchtbaren Tagen und bleibt tiefer bis zur Blutung

Der Anteil des Kohlendioxids im Gasgemisch des Blutes, genannt Kohlendioxidpartialdruck (pCO_2), ist ein wichtiger Messwert für die Lungenfunktion. Wissenschaftler haben herausgefunden, dass dieser pCO_2 in der Atemluft beim Ausatmen abfällt, sobald der Östrogenspiegel im Blut ansteigt. Der CO_2-Gehalt bleibt auch während der Progesteronphase und in der Schwangerschaft niedriger als in der Eireifungsphase.[56] Spezielle Fruchtbarkeitstracker können den CO_2-Gehalt unabhängig von der Tageszeit in der Atemluft messen und per App auswerten. Zur Verhütung eignet sich diese Methode nicht, da du beim Abfall des pCO_2 bereits fruchtbar bist und darüber hinaus aus den Daten nicht ablesen kannst, ob der Eisprung tatsächlich stattgefunden hat.

BIST DU HEUTE FRUCHTBAR?

Wie wir gesehen haben, gibt es unterschiedliche Möglichkeiten, um deinen Eisprung zu bemerken, zu messen oder zu erfühlen, denn das Wechselspiel der Sexualhormone hinterlässt viele Hinweise im Zyklusverlauf.

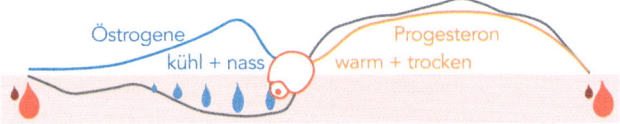

An wie vielen Tagen im Zyklus du genau fruchtbar bist, ist individuell verschieden

Ob gerade die kalten, flüssigen Östrogene oder das wärmende Progesteron in deinem Körper dominiert, kannst du anhand deines Zervixschleims und der Aufwachtemperatur erkennen. Willst du schwanger werden, dann reicht dieses Wissen oft aus, denn gerade durch die Schleimbeobachtung kannst du deine hoch fruchtbaren Tage an den 3–5 Tagen vor dem Eisprung gut erkennen und so euer Liebesleben anpassen.

Schwangerschaft vermeiden

Willst du eine Schwangerschaft sicher vermeiden, dann lerne bitte die NFP-Methodenregeln korrekt. Diese Regeln hier genau zu erklären, sprengt den Rahmen dieses Buches. Im Anhang findest du dafür geeignete Literaturempfehlungen.

Noch wichtiger ist jedoch, dass du nicht einfach rätst oder rechnest, wann dein Eisprung war, sondern deinen Körper gut beobachtest und diese Zeichen mit Blatt und Bleistift, im Zykluscomputer oder einer guten (symptothermalen!) App notierst.

Nur so erhältst du ausreichend und vergleichbare Daten, um deine fruchtbaren Tage sehr sicher einzugrenzen. Mit etwas Übung wird die morgendliche Messung und die Beobachtung des Zervixschleims bald zur selbstverständlichen Routine. Damit es gleich von Anfang an gut klappt, findest du im nächsten Kapitel eine Sammlung der besten Tipps aus der Praxis.

Zyklusphasen nutzen

Doch egal, ob du schwanger werden möchtest oder nicht, es gibt noch weitere Gründe dafür, dich mit der Zyklusbeobachtung zu beschäftigen. Jede Zyklusphase hat ihre eigenen Qualitäten, die du bewusst nutzen und so kraftvoll im Einklang mit deinem Körper leben kannst.

Entdecken

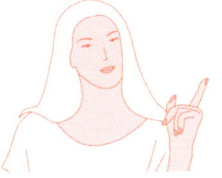

Das follikelstimulierende Hormon (FSH) weckt Eibläschen auf und regt sie zum Wachstum an. Kein Wunder, dass du dich mit dem Abklingen der Menstruation lebendiger und kreativer fühlst als sonst. Jetzt ist die richtige Zeit, um Neues zu entdecken, Pläne zu schmieden und Projekte zu beginnen.[57] Es fällt dir leichter, dich vitaminreich zu ernähren und Milchprodukte sowie Zucker zu reduzieren. Du hast genügend Power für Ausdauer- und Kraftsport und traust dich leichter aus deiner Komfortzone heraus.[58]

Verführen

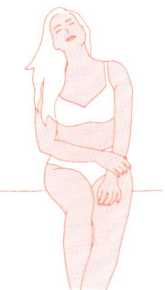

An den 3–5 Tagen vor deinem Eisprung wird unter dem Östrogeneinfluss nicht nur dein Zervixschleim immer flüssiger, auch du blühst regelrecht auf und strahlst. Das weiblichste aller Hormone lässt deine Haare glänzen, die Haut glatter und reiner erscheinen und stärkt deine Knochen.[59] Du zeigst gern mehr Haut und fühlst dich besonders verführerisch. In dieser Zeit bist du außerdem redegewandter und überzeugender als sonst. Nutze diese kommunikativen Tage für Verhandlungen aller Art! Du bist fruchtbar in jeder Hinsicht, sprudelst vor Energie und willst dich mitteilen. Jetzt ist die beste Zeit für Krafttraining, Rennen, Schwimmen oder Radeln, und macht jetzt in der Gruppe besonders viel Spaß. Unterstütze deinen Körper und deinen Hormonhaushalt mit rohem oder gedünstetem Gemüse,[60] Obst und trinke lieber Wasser statt Alkohol.

Rückzug und Kuschelzeit

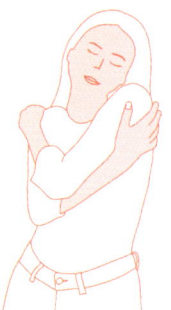

Schon kurz nach dem Eisprung verändert sich dein Hormonhaushalt und damit deine Stimmung. Was dir in der Phase vor dem Eisprung leichtfiel, wird dir nun schnell zu viel. Du benötigst mehr Ruhe und hast zugleich mehr Lust, dich um die Details zu kümmern. Es ist die Zeit des Nestbaus, der plötzlichen Lust am Aufräumen und Putzen und die perfekte Zeit, um in dich hineinzuhorchen.[61] Wenn dein Körper verlangt – je näher die Menstruation rückt – nach ruhigeren Übungen, Spaziergängen und Kuscheln[62]. Wenn du diese Ruhe- und Rückzugsphase bewusst einplanst, macht dies oft schon den kleinen, aber feinen Unterschied aus, ob du die Zeit vor der Menstruation als Belastung empfindest oder dich entspannt ausruhst, ohne an dir selbst zu verzweifeln, weil die sonst übliche Leistung einfach nicht möglich ist. Sportlerinnen sprechen inzwischen ganz offen darüber, und viele Studentinnen berichten, dass sie durch die Zyklusbeobachtung gelernt haben, mit sich selbst geduldig zu sein, wenn sie vor der Menstruation und an den ersten Tagen der Blutung einfach nicht so gut lernen können wie sonst.

Wissen, wann die Blutung kommt

Wenn du deinen Zyklus beobachtest und deinen typischen Temperaturanstieg nach dem Eisprung erkennst, dann weißt du schon nach 3 Zyklen, wie lange deine Progesteronphase in deiner derzeitigen Lebensphase ist. Weil die Progesteronphase sehr stabil ist und ihre Dauer bei der einzelnen Frau in der Regel kaum abweicht, kannst du dieses Wissen auf jeden neuen Zyklus übertragen und damit den Beginn der nächsten Menstruation fast auf den Tag genau errechnen.

Ein Beispiel: Nehmen wir an, deine Progesteronphase war bisher immer 13 Tage lang. Im aktuellen Zyklus war der typische Temperaturanstieg nach deinem Eisprung am 19. Zyklustag, dann endet dieser Zyklus am 32. Zyklustag (19+13), und deine Blutung beginnt am nächsten Tag.

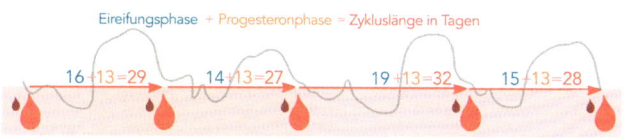

Bestimmen der Zykluslänge, wenn der Eisprung und die Länge der Progesteronphase bekannt sind

Untersuchungen besser planen

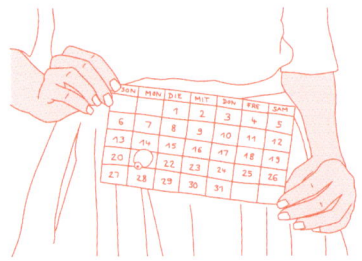

Ein weiterer Vorteil der Zyklusbeobachtung ist, dass du ärztliche Beratungen und Labortests auch bei stark schwankenden oder langen Zyklen in der richtigen Zyklusphase durchführen lassen kannst, und somit die Ergebnisse auch wirklich aussagekräftig sind.

Die Bestimmung des Progesteronspiegels beispielsweise wird – ausgehend vom Eisprung am 14. Zyklustag – in der Regel am 21. Zyklustag gemacht. Findet dein Eisprung jedoch deutlich später statt, so muss auch der Test später durchgeführt werden, damit überhaupt ausreichend Progesteron vorhanden sein kann.[63]
Die Zyklusbeobachtung erlaubt dir, tagesaktuell deine Zyklusphase zu bestimmen, und gibt dir zugleich ein Langzeitprotokoll der hormonellen Veränderungen in deinem Körper an die Hand.

FAZIT

WISSEN MACHT SPASS

Wenn du die geheimen Botschaften deines Körpers verstehst, kannst du ganz gelassen bleiben, wenn die Blutung mal auf sich warten lässt. In jedem Fall macht es riesig Spaß, den eigenen Körper immer besser kennen und schätzen zu lernen!

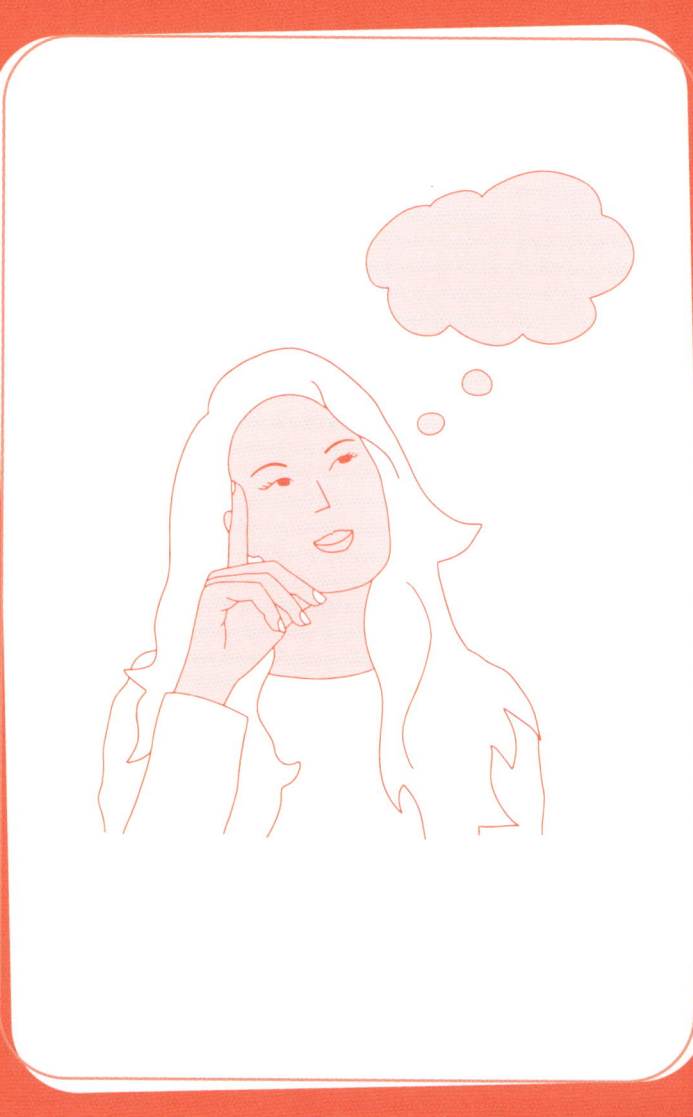

TIPPS FÜR DEN ALLTAG

AUS DER PRAXIS

In unseren Zyklusberatungen tauchen immer wieder dieselben Fragen auf. Daraus entstand mit der Zeit eine Sammlung der wichtigsten Tipps – ohne den Anspruch auf Vollständigkeit. Ziel ist es, dir einen schnellen Einstieg in die Zyklusbeobachtung zu ermöglichen und dabei die üblichen Stolpersteine von Anfang an zu vermeiden.

TIPPS

FÜR DIE SCHLEIMBEOBACHTUNG

Schleim bemerken

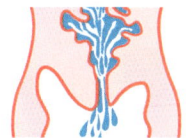

An den hoch fruchtbaren Tagen ist der Schleim sehr flüssig und rinnt in der Scheide herab

Obwohl der Zervixschleim permanent in den Krypten des Muttermundes gebildet wird und fast immer am Muttermund vorhanden ist, nehmen ihn viele Frauen nur während der letzten Phase der Eireifung wahr, wenn er spinnbar und glasig wird und manchmal sogar so flüssig wie Wasser in der Scheide herabrinnt. Gleichzeitig fühlt sich die Scheide feuchter an als sonst. Der Schleim ähnelt in dieser Phase oft rohem Eiweiß und ist dehnbar. Oft hilft es schon, sich bewusst mit der Wahrnehmung des Zervixschleims zu beschäftigen, um ihn auch an anderen Tagen beobachten und einordnen zu können.

Schleim erfassen

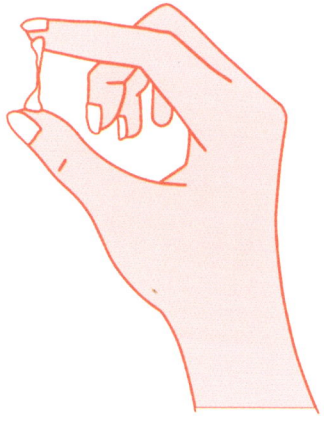

Dehnbarer Zervixschleim

Am einfachsten ist es, wenn du bei jedem Toilettengang auf das Gefühl und das Aussehen des Zervixschleims am Scheidenausgang achtest. Das kann gut mit dem Toilettenpapier oder auch mit den Fingern passieren. Dafür führst du einen sauberen Finger mit oder ohne Toilettenpapier einfach außen am Scheideneingang vorbei. Es ist nicht nötig, den Finger in die Scheide einzuführen. Anschließend kannst du deinen Schleim anhand fester Kriterien auswerten.

Schleim auswerten

Wichtig ist vor allem erst einmal, dir der natürlichen Veränderungen in deinem Zervixschleimmuster bewusst zu werden und das charakteristische Aussehen des Schleims an den hoch fruchtbaren Tagen kennenzulernen und zu notieren. Mit der Zeit erkennst du ein für dich typisches Muster und damit auch deine hoch fruchtbaren Tage. Schwanger werden kannst du, sobald du das Gefühl von Feuchtigkeit hast. Die genauen Regeln der Schleimauswertung für die Bestimmung der unfruchtbaren Tage findest du im Buch »Natürlich und Sicher«.[64]

Falsch flüssig

Wichtig: Schleimlösende Medikamente beeinflussen auch den Zervixschleim und können so einen Schleimhöhepunkt vortäuschen. Also Achtung, wenn du krank bist und zum Beispiel Hustenlöser nimmst, denn dieser kann auch den Schleim verflüssigen.

TIPPS

FÜR DIE TEMPERATURERFASSUNG

Um möglichst gut vergleichbare, standardisierte Werte zu erhalten, misst du deine Temperatur direkt beim ersten Erwachen. Dies ist die sogenannte basale Körpertemperatur und in der Regel deine tiefste Körpertemperatur des Tages.

Temperatur messen

Die Aufwachtemperatur kannst du mit jedem Thermometer erfassen, das entweder analog oder digital auf zwei Nachkommastellen genau misst. Du misst mit dem Thermometer sofort nach dem Aufwachen aus der längsten Schlafphase entweder oral unter der Zunge, vaginal in der Scheide oder rektal im After für 3 Minuten im Halbschlaf.

Unter der Zunge gemessene Temperaturkurven können etwas zackiger ausfallen als rektal oder vaginal gemessene Kurven. Können, müssen aber nicht! Probiere einfach aus, wie und ob sich der Messort in deiner individuellen Kurve bemerkbar macht.

Wichtig ist dabei, die einmal gewählte Messweise während des gesamten Zyklus beizubehalten, damit deine Temperaturwerte vergleichbar bleiben.

Temperatur ablesen und eintragen

Deine Temperatur liest du sofort nach dem Messen auf 2 Stellen hinter dem Komma genau ab und notierst sie gerundet im Zyklusblatt, zum Beispiel also 36,45°. Du verbindest die Messpunkte mit einer feinen geraden Linie. Fehlt ein Tag, an dem du nicht gemessen hast, wird die Linie unterbrochen.

Temperatur auswerten

Jetzt wird's etwas kniffeliger: Deine entstandene Temperaturkurve wird nun anhand fester Regeln ausgewertet. Dieses Regelwerk kannst du im Praxisbuch »Natürlich und sicher« nachlesen und so die korrekte Eingrenzung der fruchtbaren Tage erlernen. Noch besser und sicherer ist ein Einführungskurs bei einer ausgebildeten NFP-Beraterin, die auf deine persönliche Situation und all deine Fragen eingehen kann.

DIREKT beim Aufwachen messen

Dies gilt besonders an Wochenenden und im Urlaub. Unser Körper weiß, dass es eigentlich Zeit ist für Aktivitäten und bewegt sich im Schlaf mehr. So steigt die Temperatur allmählich an, was bei vielen Frauen in sichtbar höheren Messungen resultiert – den typischen Wochenendspitzen. Deshalb ist es wichtig, dass du direkt beim ersten Erwachen misst! Danach kannst du genüsslich weiterschlummern, wenn der Wecker später klingeln darf als sonst.

Vor dem Messen mindestens 3–4 Stunden schlafen

Bei Sensiplan® gilt die Regel, dass du mindestens 1 Stunde vor dem Messen ruhen sollst. Noch besser ist es, wenn du mindestens 3–4 Stunden tief schläfst. Ein schneller Gang ins Bad oder Kinderzimmer mitten in der Nacht bewirkt oft keine Veränderung im Temperaturmuster, eine längere Unterbrechung in den letzten Stunden vor dem Messen jedoch schon. Notiere am besten diese Besonderheiten und beobachte deine Temperaturen, um herauszufinden, wie dein Körper auf Schlafunterbrechungen reagiert. Jede Frau ist da ein bisschen anders.

Täglich 7–8 Stunden schlafen wäre super

Diese einfache und effektive Maßnahme zur Harmonisierung der Hormone wird oft unterschätzt. Im Schlaf kann sich dein Körper regenerieren, reinigen und Stress abbauen. Das tut deiner Gesundheit und deinem Nervenkostüm gut und zeigt meist sehr schnell Wirkung im Zyklusverlauf.

Lange genug messen

Für die sichere Anwendung der NFP ist eine Messdauer von 3 Minuten vorgeschrieben. Es gibt spezielle Frauenthermometer, die dies bereits berücksichtigen. Einfachere digitale Thermometer piepsen meist nach einer relativ kurzen Zeit, messen aber nach dem Signalton noch weiter und werden einfach erst dann abgelesen, wenn die 3 Minuten Messdauer erreicht sind. Digitale Zykluscomputer beenden die Messung erst dann, wenn die Kerntemperatur erreicht ist, sich der Messwert also nicht mehr verändert.

Regelmäßig messen

Wenn du täglich und auch nach dem Eisprung weiter misst, hast du langfristig mehr Vergleichsdaten für eine gute Zyklusanalyse. Ein großer Vorteil des täglichen Messens ist es, dass du so in der entwickelten Routine bleibst und mit der Zeit ganz nebenbei im Halbschlaf misst. Allzu oft vergessen wir nach einer längeren Messpause, wieder rechtzeitig anzufangen. Außerdem liefern die Temperaturen nach dem Eisprung wertvolle Hinweise auf deinen Hormonhaushalt und auf den Beginn deiner nächsten Periode, die sich typischerweise mit einem Temperaturabfall kurz vorher bemerkbar macht.

Alkohol

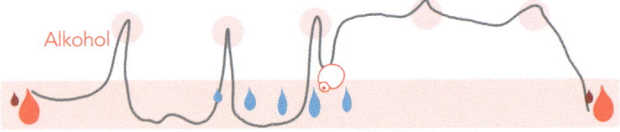

Alkohol kann die Temperatur ansteigen lassen und einen Anstieg vortäuschen

Ein Gläschen Wein oder Bier zum Abendessen wird deine Temperatur in der Regel nicht stören. Wenn du jedoch am Abend länger feierst oder nur selten trinkst, wirst du den Effekt am nächsten Morgen wahrscheinlich sehen: Alkohol treibt die Temperatur nach oben. Eine falsch erhöhte Messung kann zwar störend sein, wird aber in der Regel noch keine falsche Auswertung ermöglichen. Mehrere leicht erhöhte Werte hintereinander hingegen können aussehen wie die Temperaturhochlage nach dem Eisprung. Deshalb ist es wichtig, dass du diese Störungen vermerkst, um die entsprechenden Werte auf dem Zyklusblatt einklammern zu können. Sie werden in der Auswertung nicht berücksichtigt.

Krankheit

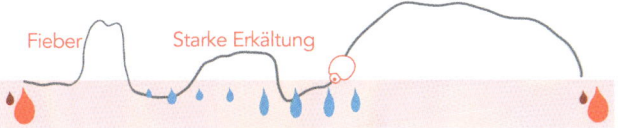

Krankheiten können zu erhöhten Temperaturwerten und späten Eisprüngen führen

Schmerzmittel und Antibiotika selbst beeinflussen deine Temperatur meistens nicht (Ausnahme: fiebersenkende Mittel), aber die zugrunde liegende Krankheit oder Aufregung schon. Eine Erkältung kann dafür sorgen, dass deine Temperatur über mehrere Tage hinweg leicht erhöht ist. Wenn dann noch Stress den Eisprung verzögert, kann es leicht zu einer fehlerhaften Auswertung kommen. Eine falsch erhöhte Messung ist unproblematisch, aber mehrere hintereinander während einer Krankheit können einen Temperaturanstieg vortäuschen oder zumindest die korrekte Zyklusauswertung erschweren. Vermerke die Krankheit deshalb auf deinem Zyklusblatt, um die entsprechenden Werte einklammern zu können. Sie werden in der Auswertung nicht berücksichtigt.

Messzeitraum eingrenzen

Wenn deine Temperaturkurve sehr unruhig ist, hilft es manchmal, einfach den Messzeitraum auf unter 3 Stunden zu begrenzen. In der Praxis zeigen sich die wenigsten Störungen der Temperaturkurve beim Messen zwischen 5 und 8 Uhr. Frauen mit einem stabilen Hormonhaushalt und gutem Schlaf können jedoch oft ohne Probleme einfach nach dem Aufwachen messen, unabhängig von der Tageszeit – auch nach einer Nachtschicht. Die traditionelle Anforderung, die Temperatur immer um 6 Uhr morgens zu messen, hat sich längst überholt. Auch hier gilt: Probier aus, wie dein Körper auf unterschiedliche Messzeiten reagiert.

Reisen und Zeitumstellung

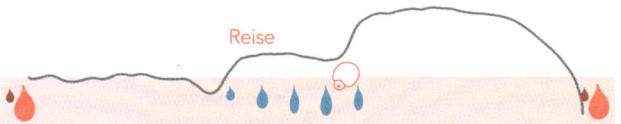

Eine veränderte Lebensweise kann einen Einfluss auf die Temperatur haben

Zeit für Entspannung? Neben negativen Einflüssen wie Stress oder Krankheit können auch positive Veränderungen deiner Lebensumstände einen Einfluss auf deine Zykluskurve haben. Manchmal verspätet sich der Eisprung durch den Stress der Urlaubsvorbereitungen, und die veränderten Umstände am Urlaubsort mit Ausschlafen, anderem Essen oder mehr Alkohol können die Auswertung erschweren. Das ist kein Problem, wenn du schon vor der Abreise deinen Eisprung hattest. Bist du jedoch gerade in deiner Eireifungsphase, dann werden diese potentiellen Störfaktoren wie jede andere Störung auch im Zyklusblatt vermerkt und ein möglicher Temperaturanstieg kritisch hinterfragt. Gleiches gilt für jede Zeitumstellung – dein Körper braucht etwas, um sich auf den neuen Rhythmus einzustellen und reagiert möglicherweise vorübergehend mit leicht erhöhten Temperaturen.

Schichtarbeit

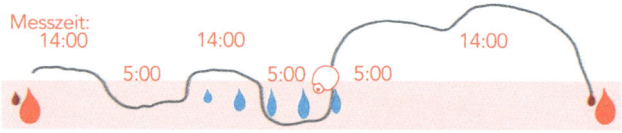

Spätes und frühes Messen im Schichtwechsel

Manche Frauen haben einen so stabilen Zyklus, dass selbst Schichtarbeit ihre Temperaturkurve nicht beeinflusst. Wichtig ist für sie nur, unabhängig von der Tageszeit SOFORT nach der längsten Schlafdauer zu messen. Andere Frauen bemerken, dass am Nachmittag gemessene Temperaturen sichtbar höher sind als jene vor der Frühschicht. Das ist ganz normal, denn deine Körpertemperatur ist am frühen Morgen und nach kurzer Schlafdauer niedriger als am Nachmittag oder wenn du länger als sonst schlafen konntest. Auch in diesen Fällen kannst du die symptothermale Methode anwenden, solltest aber genau beobachten, wie dein Körper auf die unterschiedlichen Messzeiten reagiert und deine individuelle Anwendung mit einer erfahrenen NFP-Beraterin besprechen.

Entspannt bleiben

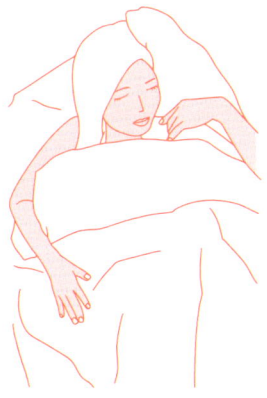

Wenn du die ganze Nacht befürchtest, dass deine Aufwachtemperatur gestört sein könnte, dann wirst du vermutlich genau das erreichen. Hab Vertrauen, genieße deinen Schlaf und deine Zyklusbeobachtung! Mit der Zeit geht die morgendliche Messung im Halbschlaf, und du kennst die wenigen Ereignisse, die deine Temperatur wirklich stören und kannst mit ihnen entsprechend umgehen. Alle hier aufgeführten Störfaktoren können einen Einfluss haben, müssen aber nicht! Wichtig ist, die für dich persönlich relevanten Ereignisse kennenzulernen, die du in deiner Auswertung berücksichtigen musst.

TIPPS

WENN DER EISPRUNG AUSBLEIBT

Es gibt immer wieder Zyklen, in denen deine Temperaturen wie wild auf und ab tanzen und du vergeblich nach einem Eisprung und einer klaren Hochlage suchst. Dann ist nicht die Methode schuld oder das Thermometer kaputt, sondern dein Körper verschiebt oder unterdrückt einfach den Eisprung. Wenn du nicht in den Wechseljahren bist, krank bist oder Hormone einnimmst, dann ist oft Stress irgendeiner Art der Grund dafür. Wie Stress den Zyklus beeinflusst, haben wir im Kapitel Zyklusschwankungen besprochen. Hier nun einige mögliche Sofortmaßnahmen bei Zyklusstörungen:

Ausreichend schlafen

Oft versuchen wir, durch Überstunden oder Nachtschichten noch ein bisschen mehr vom riesigen Berg der Aufgaben abzuarbeiten. Doch wenn du zu wenig schläfst, bedeutet das Stress für deinen Körper, und das mindert wiederum deine Leistungsfähigkeit und bringt deine Hormone durcheinander. Regelmäßig 7–8 Stunden Schlaf helfen deinem Körper,

Stresshormone abzubauen. Stell dir deine Schlafphasen vor wie ein Putzkommando, das nachts in Kopf und Körper für Ordnung sorgt und den Müll rausbringt, sowie Fette abbaut und entgiftet. Praktisch, nicht? Besonders gut kannst du deinen Körper bei diesen Prozessen mit einer guten Schlafroutine unterstützen, die dir zu entspannen hilft. Dann hast du am nächsten Tag gleich viel mehr Kraft und gute Laune, um all die liegengebliebenen Projekte schneller zu erledigen.

Gesunde ausgewogene Ernährung

Auch eine Diät bedeutet Stress für deinen Körper. Besser für den Zyklus ist eine ausgewogene Ernährung mit Proteinen, Kohlenhydraten aus Hafer, Kartoffeln und Reis und viel Gemüse. Zucker und Fruchtzucker hingegen schicken deinen Insulinspiegel auf eine Achterbahnfahrt und machen dich nach einem Energiehoch schnell müde. Dein Körper will mehr und die Hüften freuen sich über extra Pfunde, während deine Bauchspeicheldrüse um Hilfe ruft. Achte deshalb auf eine gesunde, ausgewogene Ernährung, aber stress dich auch nicht zu sehr: Kleine Sünden sind erlaubt und tun der Seele gut. Auf das gesunde Verhältnis kommt es an!

Vegane oder vegetarische Ernährung überdenken

Wenn du einen regelmäßigen Zyklus mit Eisprüngen und stabilen Zyklusphasen hast, machst du mit deiner veganen Ernährung wahrscheinlich alles richtig. Doch wenn du vergeblich auf den Eisprung wartest, dann solltest du deinen Speiseplan mal genauer unter die Lupe nehmen. Vegetarierinnen und Veganerinnen fehlen häufig wichtige Fette und Kohlenhydrate, und auch die Phytoöstrogene aus Sojaprodukten können deinen Hormonhaushalt beeinflussen. Eine allzu strikte und eingeschränkte Ernährung kann vom Körper wie eine Hungersnot wahrgenommen werden, wodurch die Eibläschenreifung erst mal ganz eingestellt wird, bis wieder bessere Zeiten kommen.

Bewegung nach dem Essen

Nach einer Portion Nudeln oder Schokolade helfen schon 5 Kniebeugen, um die schelle Energie sofort in Muskelkraft zu wandeln, statt deinen Blutzuckerspiegel auf eine Achterbahnfahrt zu senden. Ein täglicher Spaziergang oder etwas Sport an der frischen Luft im Tageslicht unterstützen deinen Körper dabei, den Hormonhaushalt im Gleichgewicht zu halten. Damit sorgst du ganz nebenbei auch noch für einen ausgeglichenen Vitamin-D-Spiegel. Deine Schilddrüse wird's dir danken!

Moderater Sport

Sport und Bewegung sind gut für den Muskelaufbau, doch wenn du es übertreibst und mehrmals in der Woche Kraft- und Ausdauersport machst, dann schüttet dein Körper regelmäßig zu viel Testosteron aus. Das kann gut gehen, aber oft genug erleben nicht nur Spitzensportlerinnen, sondern auch Frauen, die die Ernährungs- und Sporttipps für Männer 1:1 übernehmen, dass ihr Eisprung lange auf sich warten lässt und die Progesteronphase verkürzt ist. Deine Zyklusbeobachtung kann dich darin unterstützen, dein Trainingsprogramm an deine Zyklusphasen anzupassen und deinen Körper nicht zu überfordern.

Schilddrüse testen

Aufwachzeit oder Schlafdauer hast du als Störfaktoren schon ausgeschlossen, aber die Temperaturen sind insgesamt sehr tief und der Zyklusverlauf ziemlich zackig? Dann könnte das ein Hinweis auf eine Schilddrüsenunterfunktion sein. Frauen mit einer Überfunktion – die im Übrigen immer behandelt werden sollte – haben dagegen häufig relativ hohe Durchschnittstemperaturen. Generell macht es Sinn, etwa alle 2 Jahre die Schilddrüsenwerte testen zu lassen. Bei ungewollter Kinderlosigkeit wird sowieso immer auch auf die Schilddrüsenwerte geachtet und im Idealfall nicht nur der TSH-Wert, sondern auch die freien Schilddrüsenhormone bestimmt.

Auf Unverträglichkeiten testen

Alle üblichen Verdächtigen kommen nicht infrage, aber deine Temperaturkurve ist immer noch sehr zackig und / oder ohne Eisprung? Dann könnte es sein, dass dein Körper einige Lebensmittel nicht so gut verträgt. Manchmal reicht es schon, wenn du für einige Zeit auf Milchprodukte oder Gluten verzichtest oder weniger davon isst. Wenn das nichts verändert, kann ein Allergietest Klarheit schaffen.

TIPPS

BEI KINDERWUNSCH

Schwanger werden kann ganz schnell gehen. Fast 50% aller Frauen werden sofort nach Absetzen der Pille gewollt schwanger. Bei jungen Frauen liegt die Wahrscheinlichkeit, innerhalb eines Jahres schwanger zu werden, bei 80%, wovon die überwiegende Mehrheit wiederum innerhalb der ersten 6 Monate schwanger wird.[65] Kein Wunder, denn die Wahrscheinlichkeit für eine gesunde Frau, in einem Zyklus schwanger zu werden, liegt ohne Verhütung bei rund 30%. Doch schon ab 30 Jahren sinkt diese Wahrscheinlichkeit ab und es kann unter Umständen deutlich länger dauern, bis eine Schwangerschaft eintritt und du dein Baby in den Armen hälst. Deshalb empfiehlt es sich umso mehr, deinen Zyklus zu beobachten, um Probleme frühzeitig zu erkennen. Wenn du länger als ein Jahr erfolglos versucht hast, schwanger zu werden, obwohl du deine fruchtbare Zeit richtig bestimmst und ihr diese fruchtbaren Tage für die Liebe nutzt, dann solltet ihr in jedem Fall professionelle Hilfe einholen, um die Ursachen abzuklären. Es gibt zahlreiche Bücher und Hilfen zu diesem Thema. Hier ein paar Tipps, die ich in den letzten Jahren aus meinen Beratungen zusammengetragen habe:

Der richtige Zeitpunkt

Spaß haben – besonders an jenen fruchtbaren Tagen, an denen du dehnbaren Zervixschleim wahrnimmst.

Die Dosis macht's

Um schwanger zu werden, reicht es völlig, wenn ihr an den fruchtbaren Tagen – insbesondere an denen mit dehnbarem Zervixschleim – jeden zweiten Tag Verkehr habt. Dein Mann produziert zwar 1000 Spermien pro Sekunde,[66] aber für einen guten, fruchtbaren Erguss braucht es die Produktion von 2 Tagen. Zu viel Sex an den hoch fruchtbaren Tagen kann für Paare mit bisher unerfülltem Kinderwunsch sogar kontraproduktiv sein. An den unfruchtbaren Tagen davor und danach hilft Sex jedoch super, um euer Leben gemeinsam zu genießen und keinen Zeugungsstress aufkommen zu lassen.

KEIN Stress

Auch wenn es dir sehr schwerfällt, deine Gedanken auf andere Projekte als die ersehnte Schwangerschaft zu lenken: Der Erwartungsstress verkürzt unter Umständen deine Progesteronphase, da vermehrt Stresshormone ausgeschüttet werden und dadurch die Produktion von

Progesteron gehemmt wird. Mentales Training kann hingegen positiven Einfluss auf dein Stresslevel haben. Es kann helfen, dir ein anderes schönes, interessantes Projekt zu suchen, das dich begeistert und erfüllt, um dich etwas vom Kinderwunsch abzulenken.

Ausreichend schlafen

Gönne dir 7–8 Stunden Schlaf pro Nacht mit einer schönen Gute-Nacht-Routine. Das tut deiner Gesundheit und deinem Nervenkostüm gut und zeigt meist sehr schnell Wirkung im Zyklusverlauf.

Täglich frisch und ausgewogen gemeinsam essen

Eine gute, ausgewogene Ernährung ist die Basis für die Erhaltung eurer Gesundheit – jetzt und auch mit der wachsenden Familie. Diäten sind gerade in der Kinderwunschphase eine schlechte Idee, da sie deinem Körper die Signale von Flucht und Not vermitteln. Vitaminreiches Essen mit gesunden Fetten und ausreichend Kohlenhydraten, in netter Gesellschaft mit Freude und Liebe signalisieren hingegen, dass eine Schwangerschaft jetzt gut unterstützt wird. Viel Spaß beim Genießen!

Gute Zahnhygiene

Es gibt Studien, die nahelegen, dass Frauen mit schlechter Zahnhygiene etwas mehr Probleme haben, schwanger zu werden, als Frauen mit gesunden Zähnen. Probiere es einfach aus – schaden kann es nie, gepflegte Zähne zu haben. Und auch das 3-minütige Zähneputzen kann als Achtsamkeitsübung genutzt werden, um Stress abzubauen.

Die Hoden mögen es kühl

Hoden brauchen Luft und Kühle, denn Spermien sind hitzeempfindlich. Deshalb befinden sich die Hoden außerhalb des Körpers, und auch die beliebte breitbeinige Sitzweise der meisten Männer kommt nicht von ungefähr. Wenn's mit dem Kinderwunsch aufgrund mangelnder Spermienqualität nicht klappt, dann sollte dein Partner zu enge Hosen, Sauna und Sitzheizung lieber vermeiden.

Nahrungsergänzung

Auch Spermien wollen gut genährt werden – und das bedeutet nicht Bier und Chips, sondern Vitamine und Spurenelemente. Neben einer ausgewogenen

Ernährung können auch bestimmte Nahrungsergänzungsmittel die Fruchtbarkeit unterstützen und das körperliche Wohlbefinden steigern. Einen Versuch ist es allemal wert – am besten in Absprache mit einem Arzt, um den genauen Bedarf abzuklären.

Rechtzeitig Hilfe holen

Scheu dich nicht, frühzeitig professionelle Hilfe zu suchen. Einen sehr guten Anfang kann eine NFP-Beratung machen, die dir dabei hilft, deine hoch fruchtbaren Tage wirklich zuverlässig zu erkennen. Außerdem entdeckt das geschulte Auge einer erfahrenen Beraterin oft erste Anzeichen für Störungen im Zyklus, die Laien entgehen. Sie kann dich auch moralisch unterstützen und weiß, wann sie dich für weitere Untersuchungen zum Arzt schicken sollte. Spätestens wenn du ein Jahr vergeblich auf die Schwangerschaft wartest, kann eine gründliche Untersuchung helfen, eventuelle Blockaden oder Grunderkrankungen zu erkennen und zu behandeln. Nur sehr wenige Paare können wirklich nicht gemeinsam schwanger werden. Bei manchen klappt es erst, nachdem der Zeugungsstress nachgelassen und sich die Aufmerksamkeit wieder anderen Lebensbereichen zugewendet hat.

TIPPS

FÜR GESUNDEN SCHLAF

Dass guter Schlaf wichtig ist, war schon unseren Großmüttern bekannt. Wenn wir versuchen, in einer Nachtschicht verlorene Zeit einzuholen, quittiert unser Körper das am nächsten Tag oft mit so starken Ausfallerscheinungen wie nach mehreren Gläsern Wein. Wer's nicht glaubt, sehe sich das Video »Die Illusion vom richtigen Schlaf«[67] von Ranga Yogeshawa in der Serie Quarks & Co. an oder lese die entsprechenden Artikel in der Presse. Daher mein Appell: Betrachte deinen Schlaf wie einen wichtigen Termin und verteidige ihn konsequent gegen Störungen. Unser Hormonhaushalt reagiert oft sehr empfindlich auf Stress. Da für deinen Körper das Überleben an erster Stelle steht, werden immer zuerst jene Hormone erzeugt, die den Stress zu bewältigen helfen. Die Sexualhormone stehen ganz am Ende der Hierarchie und werden unter Stress oftmals vernachlässigt. Um Stress effektiv abzubauen, benötigen wir Schlaf und etwas Routine.

Nutze dafür am besten die 3–2–1 Regel

3 Stunden vorher Abendessen

Spätes Essen belastet den Körper und zeigt sich oft auch an erhöhten Temperaturen am nächsten Morgen. Gönne deinem Verdauungssystem eine lange Pause, in der es sich reinigen und regenerieren kann, indem du spätestens 3 Stunden vor dem Schlafen die letzte Mahlzeit einnimmst, gerne auch früher.

2 Stunden vorher Feierabend

Arbeiten in der Nacht hat seinen Reiz, doch oft können wir danach schlecht abschalten. Gewöhne dir daher an, 2 Stunden vor dem Schlafen die Arbeit zur Seite zu legen und zu entspannen, indem du den Kalender für den nächsten Tag prüfst und Aufgaben notierst. Danach ist Feierabend und Zeit für Privates.

1 Stunde vorher Pixelpause

Schnell noch deine Mails checken – wenn du Probleme hast, einzuschlafen, dann ist das keine gute Idee. Das blaue Licht unserer elektronischen Helfer – sei es von Fernseher, Handy oder Tablet – hält uns wach, und gerade beim Zappen und Scrollen wird unser Unterbewusstsein mit einer Informationsflut bombardiert, der wir uns oft gar nicht bewusst sind und die das anschließende Einschlafen empfindlich stören kann. Jetzt ist die ideale Zeit für gedämpftes Licht, ein Buch, einen Kräutertee und dein Tagebuch, um die Ereignisse des Tages festzuhalten und deinen Geist zur Ruhe kommen zu lassen. Innere Zufriedenheit stellt sich leicht ein, wenn du dich an 5 schöne Ereignisse oder Dinge erinnerst, für die du dankbar sein kannst. Meditiere, bete oder kuschle mit deinem Liebsten als letzte Aktivität des Tages, bevor das Licht gern weit vor Mitternacht ausgeht.

Fit für den nächsten Tag

Bereite dich freudig auf die Bettzeit vor. Schon nach wenigen Tagen verlangt dein Körper nach Ruhe und du kannst dich immer besser entspannen. Deine Mitmenschen werden es dir langfristig danken, da du wesentlich entspannter und leistungsfähiger bist.

FAZIT

WERDE ZUR EXPERTIN FÜR DEINEN KÖRPER

Mit diesem Buch hast du schon den ersten Schritt gemacht, deinen Körper besser zu verstehen. Regelmäßige Zyklusbeobachtung hilft dir, die feinen Botschaften deines Körpers wahrzunehmen und zu erkennen, ob du Eisprünge hast. Mehr Hilfe findest du in den Büchern der Leseliste und immer auch bei deinen Ärzten und Ärztinnen.

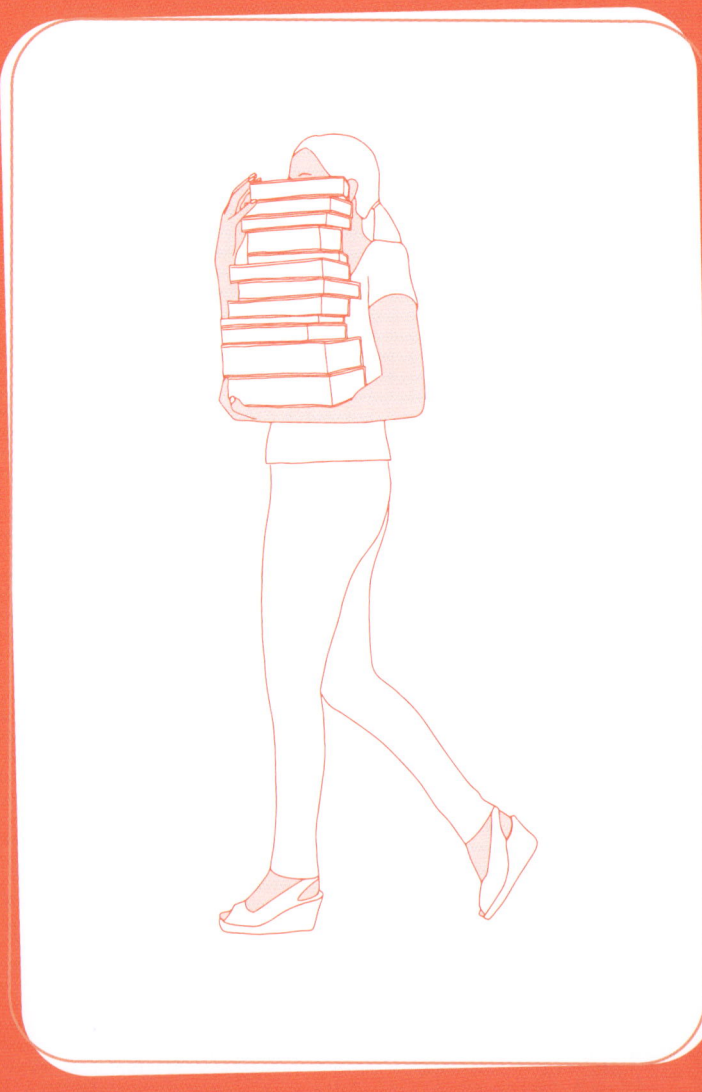

WIE GEHT ES WEITER?

LUST AUF MEHR?

Ziel dieses Buches ist es, dir ein besseres Verständnis für die geheimen Abläufe in deinem Körper zu vermitteln und dir zu zeigen, wie sich unser Lebenswandel auf unseren Zyklus auswirken kann. Wir hoffen sehr, dass es uns gelungen ist, dich zu begeistern und deine Lust zu wecken, tiefer ins Thema einzutauchen und eine wirkliche Expertin für deinen Körper zu werden. Wir haben dir dafür einige Reiseführer für die nächste Etappe zusammengestellt.

Wenn du die Zyklusanalyse korrekt erlernen und anwenden willst, findest du auf den nächsten Seiten Informationen dazu, wie du die symptothermale Methode lernen kannst.

Wenn du erst mal weiter schnuppern möchtest, dann wirst du in der Leseliste fündig. Viel Spaß beim Stöbern!

NFP KORREKT ERLERNEN

Wenn du nicht schwanger werden möchtest, kannst du mit der symptothermalen Methode sehr sicher eine Schwangerschaft vermeiden. Lerne dazu unbedingt das Regelwerk zur Zyklusanalyse richtig! Das schont deine Nerven und macht außerdem auch richtig Spaß. Damit bist du bestens gerüstet für die nächste Etappe – eine individuelle Beratung bei einer ausgebildeten NFP-Expertin.

Beratung

Idealerweise erlernst du alleine oder mit deinem Partner die Methode Sensiplan® bei einer Beraterin, die dir dann auch in kniffeligen Fällen zur Seite steht. Warum empfehle ich gerade diese NFP-Variante?
Die symptothermale Methode Sensiplan® basiert auf den Studien der Arbeitsgruppe NFP und ist die wissenschaftlich fundierteste und sicherste Methode der Natürlichen Familienplanung. Mit einem Thermometer, Blatt und Bleistift und dem Buch »Natürlich und sicher« ausgestattet, kannst du schon nach 3 Monaten problemlos deine Zyklen selbst auswerten. Adressen von NFP-Beraterinnen in deiner Gegend findest du unter *https://www.nfp-online.com/*.

Anne Schmuck und ich sind beide seit vielen Jahren zertifizierte Beraterinnen für die Methode Sensiplan® und besuchen – wie alle unsere qualifizierten Kolleginnen – jährliche Fortbildungen, um unser Wissen auf dem aktuellsten Stand zu halten, neueste wissenschaftliche Erkenntnisse zu gewinnen und schwierige Zyklen zu diskutieren. Diesen Erfahrungsschatz, unsere Fachkenntnisse und Beratungskompetenzen geben wir in unseren Kursen und Beratungen an »unsere« Frauen weiter, um ihnen dabei zu helfen, selbst Expertin für ihren eigenen Zyklus zu werden.

Ausbildung

Wenn du mehr wissen oder selbst NFP-Beraterin werden möchtest, wirst du vom Ausbildungskurs begeistert sein. Obwohl ich viele Jahre NFP erfolgreich angewendet habe, war der Ausbildungskurs für mich ein Quell des Wissens – und ich werde nie das Gefühl der Erkenntnis und Erleichterung vergessen, als ich merkte: »Ah, so einfach ist das also, wenn es gut und strukturiert erklärt wird!« Für GynäkologInnen und ApothekerInnen gibt es spezielle Kurse. Weitere Informationen unter *https://www.sensiplan-im-netz.de* und *https://www.nfp-online.com/*.

Bücher

Unabhängig oder zusätzlich zur Beratung oder gar Ausbildung sind die folgenden Bücher eine Quelle des Wissens rund um die Regeln der Zyklusanalyse:

Natürlich und sicher – Das Praxisbuch: Familienplanung mit Sensiplan® von der Arbeitsgruppe NFP, Trias Verlag ist eine solide und sehr gut strukturierte Einführung in die Methode. In Kombination mit dem dazugehörigen Arbeitsbuch und noch besser mit der Unterstützung einer Beraterin wird die Analyse der Temperaturkurve und des Zervixschleims Schritt für Schritt vermittelt und eingeübt.

Für Expertinnen

Natürliche Familienplanung heute: Modernes Zykluswissen für Beratung und Anwendung von Elisabeth Raith-Paula und Petra Frank-Herrmann, Springer 2020. Dies ist die Bibel der NFP und ein Muss für alle GynäkologInnen und medizinisch geschulten BeraterInnen, die ihr Wissen auf solide wissenschaftliche Fakten aufbauen wollen. Inzwischen ist das Buch in der 6. Auflage erhältlich.

PRAKTISCHE HILFSMITTEL

Theoretisch ist die Zyklusauswertung ganz einfach, und wenn du sie korrekt erlernt hast, wird sie für dich bald zur geliebten Routine werden. Die Zyklusbeobachtung kann dir außerdem dabei helfen, ein positives Körpergefühl zu entwickeln und es ist ein tolles Gefühl, wenn du deine Zyklen selbst sicher auswerten kannst. Praktisch hat aber vielleicht nicht jede von uns Lust, über viele Jahre hinweg tägliche manuelle Aufzeichnungen zu führen. Manchmal passt die Zyklusbeobachtung auf Papier einfach nicht in den Alltag, oder wir werden mit der Zeit nachlässig, hören auf zu messen und zu notieren. Statt den Zyklus zu beobachten und die Temperaturkurve korrekt auszuwerten, verfallen wir vielleicht in die Kalendermethode oder verhüten »so nach Gefühl« – keine gute Idee.

Es gibt mittlerweile eine ganze Reihe von Apps, Zykluscomputern und Tools, die Unterstützung im Alltag versprechen. Bevor du dich für eins dieser Hilfsmittel entscheidest, solltest du dir bewusst machen, dass in den allermeisten Fällen keine wirklich aussagekräftigen Daten zur Sicherheit dieser Produkte vorhanden sind. Insbesondere dann, wenn du nicht schwanger werden möchtest, solltest du dich unbedingt mit dem

Zyklusgeschehen vertraut machen und die Regeln zur Auswertung selbst erlernen, um NFP wirklich sicher anwenden zu können!

Oft ist unklar, nach welchen Regeln App oder Computer überhaupt auswerten, und außerdem gilt immer der Grundsatz, dass du als Anwenderin wissen musst, wie deine Beobachtungen korrekt durchgeführt werden. Ob deine Temperatur also zum Beispiel gestört sein könnte oder wie genau dein Zervixschleim bestimmt wird, musst du selbst entscheiden. Das kann dir keine App und kein Zykluscomputer abnehmen.

Nutze deshalb die hier vorgestellten Hilfsmittel immer nur als Unterstützung und verlasse dich nicht ausschließlich darauf!

Zyklusapp

Es gibt inzwischen eine unüberschaubare Vielfalt an Apps für die Zyklusbeobachtung. Viele sind mit der heißen Nadel gestrickt, manche nicht besser als ein simpler Kalender, keine hat bisher eine klinische Studie vorzuweisen. Wenn schon, dann würde ich aus heutiger Sicht die mynfp-App empfehlen.

myNFP ist eine Zyklus-App für Android und iOS und hilft dabei, die symptothermale Methode anzuwenden. Die Daten werden mit einem Thermometer erfasst und zusammen mit weiteren Körperzeichen manuell in die App eingegeben. Die App lässt dich deine Zyklen manuell auswerten oder wertet sie automatisch nach dem Sensiplan®-Regelwerk aus, ist jedoch nicht von Sensiplan® zertifiziert. Trotzdem hilft sie dir dabei, keine Regel zu übersehen und weniger Fehler zu machen. Im Auswertungsprotokoll wird transparent aufgeschlüsselt, welche Regeln wie angewendet wurden, damit die Auswertung stets nachvollziehbar ist. myNFP versteht sich als Unterstützung für deine eigene Zyklusauswertung und ersetzt die klassische Zykluskurve auf Papier. Die Regeln musst du trotzdem erlernen: *https://www.mynfp.de*.

Zykluscomputer

Ein Zykluscomputer, der deine Aufwachtemperatur misst und deine aktuelle Fruchtbarkeit sofort anzeigt, kann eine große Entlastung sein, da er viele Einzelschritte in einem erledigt. Die Programme zeigen nur dann unfruchtbar an, wenn ausreichend Daten vorliegen, um den Eisprung zu bestätigen.

Es gibt verschiedene Modelle auf dem Markt, die alle nach unterschiedlichen Regeln auswerten. Einige Firmen gibt es schon seit 30 Jahren, wodurch sie viel Erfahrung in der korrekten Auswertung aufweisen können. Dennoch gilt auch hier, dass du das Zyklusgeschehen verstehen und die Regeln zur Auswertung selbst erlernen solltest, um sie wirklich sicher verwenden zu können.

Bei fast allen Zykluscomputern kannst du zusätzliche Körperbeobachtungen hinterlegen. Manche Geräte kannst du via Bluetooth mit einer App verbinden, um die Zykluskurve zu sehen. Andere zeigen den Zyklusverlauf im Display an. Bei fast allen kannst du deine Daten über Handy oder Computer herunterladen, um sie bei Bedarf mit einer Zyklusexpertin des Herstellers oder mit der NFP-Beraterin deines Vertrauens zu besprechen.

Fruchtbarkeitstracker

Daneben gibt es inzwischen viele neue Entwicklungen, bei denen die Temperatur und/oder weitere Körperzeichen auf bisher nicht standardisierte Weise erfasst und ausgewertet werden, mit dem Ziel, die fruchtbaren Tage bei Kinderwunsch anzuzeigen. Diese Verfahren sind bisher noch als experimentell einzustufen und können das Erkennen der fruchtbaren Tage möglicherweise unterstützen – zuverlässiger funktioniert allerdings die symptothermale Methode, um gezielt schwanger zu werden.

ZUM WEITERLESEN

Die folgenden Bücher und Webseiten sind gute Begleiter auf dem Weg zu einem tieferen Verständnis der Zyklus- und Körperbeobachtung. Viel Freude beim Schmökern.

Zum Einstieg

Was ist los in meinem Körper? Alles über Zyklus, Tage, Fruchtbarkeit von Dr. Elisabeth Raith Paula, Knaur MensSana 2019.
Was ist los in meinem Körper? ist mein absolutes Lieblingsbuch, das in die Hände aller jungen Mädchen, ihrer Mütter und LehrerInnen gehört sowie in jede Arztpraxis, die Frauen und Mädchen betreut. Dr. med. Elisabeth Raith-Paula ist eine außergewöhnliche Frau, die mit ihrer lockeren und kompetenten Art Wissen rund um die Sexualität und Fruchtbarkeit anschaulich vermittelt. Mehr dazu auf *https://www.mfm-programm.de/*. Wundere dich nicht, falls dir danach einige Formulierungen dieses Buches vertraut vorkommen – ich gebe es rundweg zu, dass es mir als Grundlage und Referenz diente. Ganz herzlichen Dank dafür.

Unverschämt: Alles über den fabelhaften weiblichen Körper von Dr. med. Sheila de Liz, Rowolt Taschenbuch 2019.
Ein locker fluffiges, frech geschriebenes Buch der unvergleichlichen Frauenärztin Dr. de Liz. Ihr Buch, ihre Kolumnen und Videos sind eine wahre Fundgrube an gynäkologischem Wissen und Fakten rund um den weiblichen Körper, lästige Krankheiten und Tipps für guten Sex. Zu finden auf YouTube und Instagram unter @drsheiladeLiz

Das Tage-Buch: Die Menstruation – alles über ein unterschätztes Phänomen von Heike Kleen, Heyne Verlag 2017.
Eine locker-witzige und erfrischende Lektüre rund um die Periode. Erste Eindrücke findest du auch auf *https://youtu.be/VDrpmzcC-Rg*

Webseiten

Cyclotest.de – umfangreiches Wissen zum Zyklus

lady-comp.de und de.daysy.me – Interessante Fakten rund ums Thema Zyklus

Filme

Loving your lady parts as a path to success, power & global change: Alisa Vitti at TEDxFiDiWomen, *https://youtu.be/9vKRj9yV8pI*

Vulva und Vagina – Neue Einblicke in die weibliche Lust: *https://www.3sat.de/wissen/wissenschafts-doku/vulva-und-vagina-neue-einblicke-in-die-weibliche-lust-100.html*

Weibliche Anatomie: Das geht genauer: *https://www.3sat.de/wissen/nano/3d-modelle-weiblicher-anatomie-100.html*

Natürlich heilen

Die Perioden-Werkstatt: Der Weg zu gesunden Hormonen und einer gesunden Periode von Lara Briden, Illustrated Editions 2018.
Dieses ist mein Lieblingsbuch, wenn es darum geht, Zyklusstörungen zu verstehen und ganz natürlich zu heilen.

Frauenkörper – Frauenweisheit – Wie Frauen ihre ursprüngliche Fähigkeit zur Selbstheilung wiederentdecken können von Dr. med. Christiane Northrup, Zabert Sandmann Verlag 2001.
Dies ist das Standardwerk für alle, die ein tiefes Verständnis für den weiblichen Körper wünschen und den Zusammenhang zwischen körperlichen Krankheiten und seelischem Leiden entschlüsseln.

Eat like a woman – Rezepte für einen harmonischen Zyklus von Andrea Haselmayr, Verena Haselmayr, Denise Rosenberger, Lukas Lorenz; Brandstätter Verlag 2018.
Hier findest du Antworten auf die Frage, wie du deinen Hormonhaushalt ganz natürlich unterstützen kannst mit leckeren Gerichten und Tipps rund

um die einzelnen Zyklusphasen. Viel Spaß beim Nachkochen!

Leben mit dem PCO-Syndrom: Wie du deine Hormone mit der richtigen Ernährung wieder ins Gleichgewicht bringst von Julia Schulz, Komplett-Media, 2020.

PCO-Syndrom heilen – Der 21-Tage-Plan, um den Hormonhaushalt natürlich zu regulieren von Amy Medling, mvg Verlag 2018.

WomanCode: Perfect Your Cycle, Amplify Your Fertility, Supercharge Your Sex Drive, and Become a Power Source von Alisa Vitti, HarperOne, 2014. Alisa Vitti ist Lebensfreude pur. Ihr TED-Talk Loving your lady parts as a path to success, power & global challenge *https://youtu.be/9vKRj9yV8pl* hat mich vor Jahren nachhaltig begeistert. Alisa war die Erste, die mir vermittelte, dass unser Frauenleben, wie wir essen und uns fühlen, eng mit dem Zyklus verbunden ist, und dass es Sinn macht, sich zyklisch zu ernähren und unsere Terminkalender zu gestalten. Ein Muss für alle jungen Frauen mit PCO und extrem langen Zyklen.

Kinderwunsch

Kinderwunsch: Ganzheitliche und schulmedizinische Wege von Christian Gnoth und Andreas A. Noll, Zuckerschwerdt, 2016.
Dieses Buch verbindet solide Wissenschaft mit umfassender Erfahrung mit natürlichen Methoden.

Ein Kind entsteht von Lennert Nisson, Mosaik Verlag 2018.
Die Fotografen Lennart Nilsson und Professor Lars Hamberger zeigen atemberaubende Bilder aus dem Mutterleib. Definitiv das Beste, was es diesbezüglich gibt. Es wird regelmäßig aktualisiert und dem neuesten Stand der Forschung angepasst.

Stillzeit

Was Mütter tun – besonders, wenn es wie nichts aussieht von Naomi Stadlen, La Leche Liga, Mai 2016 LLLD e.V.

La Leche Liga – unterstützt beim Stillen und natürlicher Familienplanung in der Stillzeit. *https://www.lalecheliga.de*

Still-Lexikon – ein Infoportal rund ums Stillen: *https://www.still-lexikon.de*

Rund um die Pille

Bye, bye Pille: In 4 Schritten zurück zur Balance von Isabel Morelli, Komplett-Media, 2019.

Kleine Pille, große Folgen. Wie Hormone dich krank machen – Regenerieren und hormonfrei verhüten von Isabel Morelli, Komplett-Media, 2020.

Wie uns die Pille verändert: Die überraschenden Auswirkungen auf unser Denken und Fühlen, den Körper und unsere Beziehungen – Alles, was Frauen über die Anti-Baby-Pille wissen müssen von Sarah E. Hill, Heyne Verlag, 2020.

Zyklusplaner

Feel Your Flow: Ganzheitlicher Zyklus & Periodenplaner von Katia Vogt, *https://feelyourflow.de*

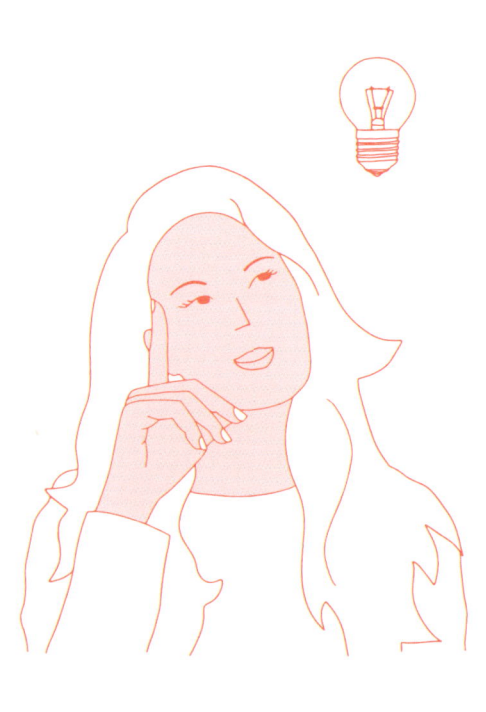

ANHANG

GLOSSAR

Aufwachtemperatur – Basale Körpertemperatur, die direkt nach dem Aufwachen gemessene Körpertemperatur. Ihre Veränderung im Zyklusverlauf lässt Rückschlüsse auf die aktuell vorherrschenden Hormone und dadurch auf die aktuelle Fruchtbarkeit der Frau zu.

Ausfluss – Meist brennende, juckende Flüssigkeit, die auf eine Entzündung hindeutet und behandelt werden sollte. Sie ist zu unterscheiden vom Weißfluss bei jungen Mädchen in der Pubertät und vom vollkommen normalen Zervixschleim.

Corpus luteum siehe Gelbkörper

Eibläschen (Follikel) – Eizelle mitsamt ihrer sie umgebenden Hülle, die sich mit zunehmender Reife während der Follikelphase mehr und mehr mit Flüssigkeit füllt.

Eierstöcke (Ovarien) – Organe, in dem die Eizellen der Frau bereits vor ihrer Geburt angelegt werden. Sie liegen im kleinen Becken rechts und links der Gebärmutter und sind mit dem Gebärmuttermuskel nur durch Bänder verbunden.

Eileiter (Tuben) – Trichterförmige Seitenarme der Gebärmutter, deren fingerartig aufgefächerte Enden (Fimbrien) sich beim Eisprung um die Eierstöcke legen, um das Ei aufzufangen.

Einnistung (Nidation, Implantation) – Etwa eine Woche nach der Befruchtung verbindet sich das auf etwa 100 Zellen angewachsene Embryo mit der gut ausgepolsterten Gebärmutterwand.

Eisprung (Ovulation) – Das Eibläschen löst sich innerhalb von 15 Minuten[68] aus der Eihülle, verlässt den Eierstock und wird vom Eileiter aufgefangen.

Eisprungsblutung (Ovulationsblutung) – Leichte Blutung rund um den Eisprung, siehe Zwischenblutung.

Ejakulat siehe Samenflüssigkeit

Embryo – Menschliches Leben während der ersten 3 Schwangerschaftsmonate, nachdem die DNA der Eizelle und des Spermiums sich miteinander verbunden haben.

Follikel siehe Eibläschen

Follikelphase – Zyklusphase zwischen Menstruation und Eisprung, in der die Eizellen in den Eierstöcken heranreifen.

FSH (follikelstimulierendes Hormon) – Botenstoff, der im Gehirn (in der Hypophyse) erzeugt wird. Wird über die Blutbahn zu den Eierstöcken transportiert wird, wo es die Eibläschen zum Wachsen angeregt werden.

Gebärmutterhals (Zervix) – Etwa 3 cm lange Verbindung am unteren Ende des Gebärmuttermuskels zwischen Scheide (Vagina) und Gebärmutterhöhle. Diese Passage hat seitlich viele kleine Einbuchtungen (Krypten), in denen Zervixschleim erzeugt wird und die Spermien einen Zwischenstopp machen können. Während der Geburt weitet sich diese Passage, um das Baby hindurchzulassen (Geburtskanal).

Gelbkörper (Corpus luteum) – Drüse, die sich nach dem Eisprung aus der im Eierstock zurückgebliebenen Hülle des Eibläschens bildet und für 10–16 Tage das Hormon Progesteron erzeugt.

Gelbkörperphase (Lutealphase) – Zyklusphase zwischen Eisprung und nächster Menstruation, in der das Hormon Progesteron für 10–16 Tage wirkt und unter anderem die Aufwachtemperatur leicht erhöht.

Graaf-Follikel – reifes Eibläschen kurz vor dem Eisprung, siehe Eibläschen.

hCG (human Chorion Gonadotropin) siehe Schwangerschaftshormon

Hochlage – Zweite Zyklusphase, in der die Aufwachtemperaturen sichtbar höher sind als an den Tagen vor dem Eisprung.

LH (luteinisierendes Hormon) – Botenstoff, der in der Hirnanhangsdrüse (Hypophyse) ausgeschüttet wird, den Eisprung auslöst und anschließend die Bildung des Gelbkörpers und die Hormonproduktion steuert.

LH-Anstieg – Im Blut und Urin messbare Erhöhung des luteinisierenden Hormons (LH).

Lutealphase siehe Gelbkörperphase

Menstruationsblutung – Blutung, die ungefähr 10–16 Tage nach dem Eisprung auftritt und bei der die oberste Schleimhautschicht der Gebärmutterhöhle abgestoßen wird, markiert zugleich den Beginn eines neuen Zyklus.

MFM (My Fertility Matters) – wertorientiertes, sexualpädagogisches Präventionsprogramm für Schülerinnen und Schüler verschiedener Altersstufen.

Mittelschmerz – Leichter, oft stechender Schmerz im Bauchraum, den einigen Frauen rund um den Eisprung empfinden.

NFP (Natürliche Familienplanung) – Umfasst alle Methoden, bei denen durch Körperbeobachtung die fruchtbaren Tage der Frau erkannt werden. Coitus Interruptus und die Kalendermethode werden oft fälschlich dazugezählt.

Nebenniere – Ungefähr 4x4x2 Zentimeter große Hormondrüse am oberen Ende der Niere.

Nebennierenmark – Innerer Bereich der Nebenniere, in dem Stresshormone gebildet werden.

Nebennierenrinde – Äußerer Bereich der Nebenniere, der über 40 Hormone produziert.

Östrogene – Sexualhormone, die hauptsächlich in den Eierstöcken von den Eibläschen und während der Schwangerschaft in der Plazenta gebildet werden. Zu einem geringeren Anteil produziert auch die Nebennierenrinde Östrogene. Es gibt eine ganze Gruppe von Östrogenen, zu den wichtigsten gehören Östradiol, Östron und Östriol.

Ovulationstest – Urintest, der die LH-Konzentration misst.

Periode siehe Menstruationsblutung

Progesteron – Sexualhormon, das hauptsächlich nach dem Eisprung im Gelbkörper gebildet wird, um eine Schwangerschaft vorzubereiten, bewirkt den typischen Temperaturanstieg nach dem Eisprung.

Progesteronphase – Beginnt mit dem Anstieg der Temperatur nach dem Eisprung und endet am letzten Tag des Zyklus vor der nächsten Menstruation.

Samenflüssigkeit (Ejakulat) – Sekret, das beim Samenerguss (Ejakulation) aus dem Penis austritt, darin sind die Spermien enthalten.

Scheide (Vagina) – 7–11 Zentimeter langer dehnbarer, muskulöser Schlauch, der den äußeren Zugang zur Gebärmutter bildet.

Schleimhaut – Schutzschicht in Hohlorganen wie Gebärmutter und Scheide. Die Gebärmutterschleimhaut wird im Zyklusverlauf erst aufgebaut und dann ausgepolstert, um ein befruchtetes Ei aufzunehmen. Erfolgt keine Einnistung, wird die oberste Schicht der Schleimhaut während der Menstruation abgelöst.

Schmierblutung – Leichte Blutungen, meist dunkleres Blut vor oder nach der Menstruation.

Schwangerschaftstest – Bestimmt das Vorhandensein von hCG in Blut oder Urin, je nach Sensibilität des Tests schon 10–16 Tage nach der Befruchtung nachweisbar.

Schwangerschaftshormon (hCG) – Wird während der Schwangerschaft von der Plazenta erzeugt und ist notwendig, um die Schwangerschaft aufrecht zu erhalten.

Sensiplan® – Klinisch begleitete und wissenschaftlich belegte NFP-Methode, die mit einer Methodensicherheit von 99,6 % die fruchtbaren und unfruchtbaren Tage einer Frau erkennen kann.

Sexualhormone – Botenstoffe, mit denen der Körper über den Blutkreislauf Nachrichten verschickt, um Prozesse einzuleiten, zu halten oder zu beenden. Sie werden im Gehirn, den Hoden und in den Eierstöcken sowie zu einem geringeren Anteil auch in der Nebennierenrinde gebildet.

Spermien – Männliche Keimzellen, die in den Hoden gebildet werden.

Stresshormone – Biochemische Botenstoffe, die bei besonderen Belastungen ausgeschüttet werden.

Symptothermale Methode – Nutzt Körperzeichen (Symptome) und die Temperaturkurve (thermal), um die fruchtbare und unfruchtbare Zeit im Zyklusverlauf zu bestimmen. Die sicherste und wissenschaftlich fundierteste Variante ist die Methode Sensiplan®.

Temperaturkurve – Darstellung der Aufwachtemperatur einer Frau im Verlauf eines Zyklus, siehe Aufwachtemperatur.

Temperaturmethode – Nutzt den typischen Anstieg der Aufwachtemperatur nach dem Eisprung, um die sicher unfruchtbaren Tage danach zu ermitteln.

Testosteron – Sexualhormon, das im Hoden, in den Eierstöcken und der Nebennierenrinde erzeugt wird.

Zervix siehe Gebärmutterhals

Zervixschleim – Sekret, das in den Krypten (seitliche Ausstülpungen der Zervix) erzeugt wird und sich im Zyklusverlauf verändert. Diese Veränderungen nutzt die NFP, um die aktuelle Fruchtbarkeit zu beurteilen. Flüssiger Zervixschleim, der unter dem Einfluss von Östrogen in den Krypten gebildet wird, filtert, nährt, schützt und transportiert die Spermien.

Zwischenblutung – Leichte Blutung aus der Scheide, die unabhängig von der regulären Menstruation im Zyklus auftreten und unterschiedliche Ursachen haben kann, siehe Schmierblutung und Eisprungsblutung.

Zyklus (Menstruationszyklus) – Zeit vom ersten Tag der Blutung (1. Zyklustag) bis zum Tag vor dem Beginn der nächsten Menstruation. Leichte Schmierblutungen gehören noch zum alten Zyklus.

Zykluscomputer – Geräte, die bei der Aufzeichnung der Morgentemperatur und Auswertung der Temperaturkurve und Schleimbeobachtung unterstützen können.

Zyklusphasen – Rhythmisch wiederkehrende Abschnitte im Zyklusverlauf: Menstruation (Menstruationsphase), Eireifungsphase (Follikelphase), Eisprung (Ovulationsphase) und Gelbkörperhase (Lutealphase).

ÜBER DIE AUTORIN

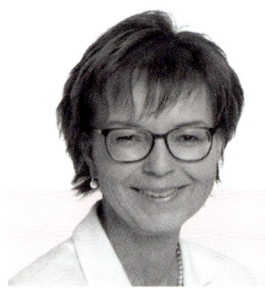

Petra Schenke ist qualifizierte Beraterin für Natürliche Familienplanung. Schon mit 17 begann sie, ihre Zyklen selbst auszuwerten. Später machte sie ihre Leidenschaft zum Beruf und begleitet inzwischen seit über 20 Jahren Frauen bei der Nutzung eines Zykluscomputers, seit 2009 auch bei der klassischen Zyklusanalyse mit Blatt und Bleistift. Als Zyklusexpertin beantwortet Petra täglich Fragen der Anwenderinnen zum Zyklusverlauf und erklärt ihnen verständlich und anschaulich, was ihnen ihr Körper gerade sagen will. Im persönlichen Gespräch und per E-Mail hilft sie, Störungen zu erkennen, Auswirkungen von Hormonen und Medikamenten auf den Zyklus zu verstehen und gibt Tipps und liebevolle Anregungen für einen harmonischeren Zyklus. Das Ziel dieses Buches und ihrer Beratungen ist immer die Hilfe zur Selbsthilfe. Weitere Informationen findest du auf www.kenne-deinen-zyklus.de.

FACHBERATUNG

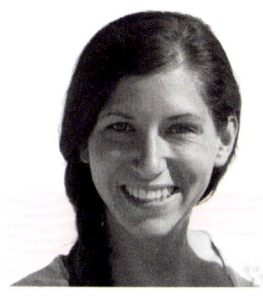

Anne Schmuck ist zertifizierte Beraterin für Natürliche Familienplanung und Zykluswissen. Seit 2010 arbeitet sie mit Mädchen und Frauen, die ihren Zyklus verstehen lernen möchten und setzt sich mit großem Engagement für mehr Aufklärung und Wissen über den weiblichen Zyklus ein. In ihren Einführungskursen und Beratungen begleitet und unterstützt sie »ihre« Frauen dabei, NFP sicher und eigenständig anzuwenden und Vertrauen in ihren Körper und in sich selbst zu fassen. Sie bietet Zyklusworkshops, NFP-Einsteigerkurse und individuelle Beratungen bei Kinderwunsch an, um ihr Wissen und ihre Erfahrung an andere Frauen weiterzugeben und ihnen dabei zu helfen, zur Expertin für ihren eigenen Zyklus zu werden.

Alle Informationen zu ihren Beratungen und Kursen findest du auf *www.hormonfrei-verhüten.de*.

DANK

Ehre, wem Ehre gebührt, denn ohne viele ganz spezielle Menschen wäre dieses Buch nie entstanden. Daher gilt mein ganz spezieller Dank meinen Lehrerinnen und Mentorinnen, die mir vorausgegangen sind, von denen ich lernen durfte und ohne die ich das Wissen, das ich hier einfach in anderer Form präsentiere, nie so klar hätte darstellen können. Danke an Dr. med. Elisabeth Raith-Paula, eine begnadete Lehrerin und Erzählerin. Wie alle Menschen, die mit dem MFM-Projekt oder ihrem Buch »Was ist los in meinem Körper« in Berührung kommen, bin ich verzaubert von ihrer speziellen Art, Wissen einfach und bildlich zu vermitteln. Sie hat mir die Freiheit geschenkt, ihr wissenschaftlich fundiertes Wissen auf eine etwas andere Art darzustellen, um andere Menschen zu erreichen. Dieses sowie ihr gemeinsames Buch mit Dr. Petra Frank-Herrmann »Natürliche Familienplanung heute« und »Natürlich und sicher« der Arbeitsgruppe NFP sind mir essenzielle Ratgeber. Danke auch an Dr. med. Petra-Frank Herrmann. Ihre Arbeit zeigt mir, wie wichtig eine kritische, unabhängige Betrachtung der Daten und Methoden ist und erlaubt mir den Außenblick auf jene Methoden, mit denen ich täglich arbeite. Danke an Dr. med.

Ursula Sottong für die unvergesslichen Ausbildungsstunden, in denen sie mir Klarheit geschenkt hat. Dass mir meine Ausbildung zur Beraterin für Natürliche Familienplanung der Methode Sensiplan® möglich war, verdanke ich nicht zuletzt meiner Mentorin, Lehrerin und Freundin Elena Werner. Als Koordinatorin für MFM und NFP im Erzbistum Köln sorgt sie unermüdlich dafür, dass wir Beraterinnen unser Wissen aktuell halten. Danke an Agathe Lülsdorff und Petra Klann-Heinen, dass sie die Fackel weitertragen und Ansprechpartnerinnen für alle offenen Fragen sind. Vielen Dank an meine NFP-Kollegin Rosa Kaiser, die mir Mut gemacht und den Kontakt zu meiner wunderbaren Lektorin und NFP-Kollegin Anne Schmuck vermittelte. Dank ihr konnte ich sicher sein, dass die NFP-Fakten stimmig sind, das Konzept schlüssig und das Gesamtwerk flüssig lesbar ist. Danke an Kati Simes für die Deadline und ihr Vertrauen, das Buch in ihrem wunderbaren Podcast einzuplanen, ohne es gesehen zu haben. Mein herzliches Dankeschön geht an meine zahlreichen persönlichen Unterstützer und Unterstützerinnen, die mich immer wieder ermutigt haben, dieses Thema auf meine Art vereinfacht darzustellen.

LITERATURVERZEICHNIS

Die Inhalte dieses Buches basieren auf meiner 30-jährigen Erfahrung mit der Natürlichen Familienplanung, 20 Jahren Zyklusanalysen, jährlichen Fortbildungen und folgenden Büchern:

Arbeitsgruppe NFP (Hrsg.): **Natürlich und sicher – Das Praxisbuch: Familienplanung mit Sensiplan,** Trias 2018.

Briden, Lara: **Die Perioden-Werkstatt: Der Weg zu gesunden Hormonen und einer gesunden Periode,** Eigenverlag 2017.

Brühling, Kai J.: **Ursachen und Therapie der Schwangerschaftsübelkeit,** Frauenarzt 47 (2006), Nr. 12.

de Liz, Sheila: **Unverschämt: Alles über den fabelhaften weiblichen Körper,** Rowohlt Taschenbuch 2019.

Knight, Jane: **The complete guide to fertility awareness,** Routledge 2016.

Hübl, Wolfgang: **FSH und LH bei der Frau,** *Med.at – https://www.med4you.at/laborbefunde/lbef3/lbef_fsh_lh.htm* Letzte Änderung 2008–03–27 (abgerufen am 11.08.2020).

Mc Culloch, Fiona: **Supporting the luteal phase with integrative medicine, Naturopathic Doctor News and Reviews,** *https://ndnr.com/womens-health/supporting-the-luteal-phase-with-integrative-medicine/* (abgerufen am 11.8.2020).

Nielsson, Lennart; Hamberger, Lars: **Ein Kind entsteht,** Mosaik 2018.

Raith-Paula, Elisabeth; Frank-Herrmann, Petra: **Natürliche Familienplanung heute, Modernes Zykluswissen für Beratung und Anwendung,** Springer 2020.

Raith-Paula, Elisabeth: **Was ist los mit meinem Körper: alles über Zyklus, Tage, Fruchtbarkeit,** Droemer Knaur 2019.

Vitti, Alisa: **WomanCode: Perfect Your Cycle, Amplify Your Fertility, Supercharge Your Sex Drive, and Become a Power Source,** Harper One 2013.

STICHWORTVERZEICHNIS

A

Alkohol 99, 114 f., 130
Aufwachtemperatur 25, 32, 90, 96, 110, 119, 143, 154, 157, 162
ausschlafen 115, 117
aufwachen 110, 112, 116, 154
Ausfluss 33, 154

B

Befruchtung 37, 40, 44 f., 50 f., 53, 55, 56, 155, 160
Blutung 25 ff., 31, 33, 40 f., 56, 58 f., 70, 79 f., 83, 93, 95, 100 f., 103, 155, 158, 160, 162 f.
Brustsymptom 94

C

Corpus luteum 38, 154, 156
 siehe Gelbkörper

D

Diät 73, 82, 121, 127

E

Eibläschen 19, 29 ff., 36, 74, 76, 87, 91, 98, 122, 154 ff., 159
Eierstöcke 19, 32 f., 36, 38, 155 f., 170
Eileiter 19, 34, 36 f., 50 ff., 55, 78, 155, 170,
Einnistung 37, 56 ff., 78, 79, 155, 160
Eireifungsphase 29 f., 69, 71 f., 74 f., 78, 86, 95, 117, 163
Eisprung 10, 12, 19, 21, 25, 32 ff., 41, 44, 48, 50 ff., 58 ff., 66, 68 ff., 80 ff., 85 ff., 90 ff., 96 f., 99 ff., 114 ff., 120, 122 ff., 143, 155 ff., 162 ff.
Eisprungblutung 93
Eizelle 19, 21, 30, 36 f., 53 ff., 60, 78, 154, 156
Embryo 56 f., 59, 155
Erkältung 115
Essen 117, 122, 127, 131, 149

F

Follikel 26, 30 ff., 154, 156 f.
 siehe Eibläschen
Follikelphase 31, 154
fruchtbare Tage 21, 34, 48, 51 f., 61, 95, 107, 109, 126

Fruchtbarkeit 8, 10, 16, 24, 33, 71, 76, 86, 129, 139, 143, 145, 154, 162, 169
FSH 18, 29, 30, 38, 65, 72 f., 98, 156, 168

G

Gebärmutter 17, 19 f., 28 f., 31, 34, 38, 40, 50, 52, 79, 90, 154, 160
Gebärmutterhals 20 f., 39, 48, 50, 156
Gebärmutterschleimhaut 20, 26, 28, 31, 36, 39, 56, 70, 78 f., 158, 160,
Geburt 19 f., 30, 70, 76, 154, 156
Gelbkörper 38, 40, 56, 58 f., 78 f., 154, 156, 157
Gelbkörperphase 78, 157
Graaf-Follikel 32, 157

H

hCG 57, 157, 160
hochfruchtbare Tage 88, f.93, 96, 107, 109, 126, 129
Hochlage 78, 115, 120, 157
Hoden 45 f., 128, 161 f.
Hormonhaushalt 11, 25, 57, 64, 79, 96, 99 f., 114, 116, 122, 130, 148, 149

Hormonelle Umstellung 70, 77

K

Kalendermethode 67, 141, 158
Keimzellen 30, 45 f., 54, 161
Kinderwunsch 87, 91, 125 f., 139, 144, 150, 165
Körpertemperatur 25, 38, 40, 110, 118, 154
Krankheit 64, 77, 115 f., 146, 148
Krypten 21, 50 ff. 107, 162

L

lange Zyklen 82, 75, 102, 149,
LH 18, 35, 38, 65, 91, 157, 168
Lutealphase 78, 157

M

Menstruation 10, 20, 25 ff., 48, 58, 64 f., 67 ff., 78, 81, 83, 86, 93, 98, 100 f., 146, 156, 157 ff.
Messzeitraum 116
Messen 90, 95 f., 110 f., 116, 118, 141, 154,
Milchdrüsen 94
Mittelschmerz 92, 158
Muttermund 20 f., 31, 34, 36, 39, 48 ff., 89, 107

N

NFP 8, 9, 76, 80, 87, 111, 113, 118, 129, 137 ff., 142 f., 158, 161 f., 165 ff.

O

Östrogene 18, 21, 31 ff., 48 f., 65, 67, 75 f., 82, 88 f., 93, 95 f. 99, 122, 159, 162
Ovulationstest 91, 159,

P

Periode 94, 114, 146 siehe Blutung und Menstruation
Pille 10, 68, 71, 77, 79, 125, 151
Progesteron 18, 29, 38 f., 56, 59, 65, 90, 102, 126, 156 f., 159
Progesteronphase 58, 78, 90, 95, 101, 123, 159

R

regelmäßiger Zyklus 122
Regeln (NFP) 13, 97, 109, 111, 139, 142 f.
Reisen 72, 75, 117

S

Scheide 20 f., 27, 33 f., 47 f., 61, 88, 107 f., 110, 152, 160, 162
Schilddrüse 73, 75, 82, 123, 124
Schlaf 72, 75 ff., 110, 112 ff., 116 f., 119 ff., 127, 130 f.
Schlafdauer 118, 123
Schleim Siehe Zervixschleim
Schleimhaut siehe Gebärmutterschleimhaut
Schleimpfropf 40
Schmierblutung 27 f., 40, 79, 160, 162 f.
Schwanger 10 f., 20 f., 26, 59
Schwanger werden 10, 43 f., 48 f., 74, 96, 98, 109, 125 f., 128 f., 137, 144,
Schwangerschaft 11, 20, 21, 26, 39, 44, 58 f., 61, 70, 80, 87, 90, 94 f., 97, 125 f., 159, 160
Schwangerschaft vermeiden 48, 97, 137
schwankende Zyklen 64, 69, 82, 102
Sensiplan® 12, 112, 137, 138, 139, 142, 161, 166, 168,
Sexualhormone 12, 17, 18, 24, 27, 65, 96, 130, 159, 161,
Spermien 20 f., 34, 39, 44 ff., 60, 61, 88, 126, 128, 156, 160 f.
Stillzeit / stillen 76 f., 150 f.
Störungen 65, 78, 80, 86, 115 f., 120, 130, 148, 164 f.

Stress 11, 64f., 72f., 75f., 79, 82, 113, 115, 117, 120f. 126, 127, 129f., 143, 158, 161

symptothermale Methode 10, 76, 90, 97, 118, 136f., 142, 144, 161

Temperatur 38, 41, 59, 74f., 80, 88, 93, 110f., 114f., 119, 144, 159, siehe auch Aufwachtemperatur

Temperaturanstieg 38, 60, 74, 76f., 80, 90, 101, 116, 117, 159

Temperaturkurve 12, 25, 76, 80, 111, 116, 118, 124, 136, 141, 161f.

Testosteron 24, 74, 123, 162

Thermometer 110, 113, 120, 142

Ultraschall 87

unfruchtbar 12, 16, 21, 67, 76, 79, 89, 109, 126, 143, 161, 162

unregelmäßige Zyklen 77, 82, 141

Untergewicht 73

Urlaub 112, siehe Reisen

vegan 82

Wechseljahre 16 siehe Hormonelle Umstellung

Wochenenden 112

zackige Kurven 75, 110, 141

Zervix siehe Gebärmutterhals

Zervixschleim 21, 31, 33f., 39f., 48ff., 75f., 88f., 93, 96f., 99, 107f., 126, 139, 154, 156, 162

Zyklusanalyse 76, 114, 136f., 139, 164, 168

Zyklusapp 10, 142

Zykluscomputer 10, 97, 113, 143, 163f.

Zykluskurve 32, 117, 142f.

Zykluslänge 66f., 71, 81, 101

Zyklusphasen 18, 25, 68, 79, 94, 98, 102, 122f., 149, 156f., 163,

Zyklusschwankungen 44, 63, 65, 67, 68, 81, 120

Zyklusstörungen 65, 120, 148 siehe Störungen

ANMERKUNGEN

1. Raith-Paula, Elisabeth: Was ist los mit meinem Körper. S. 19.
2. de Liz, Sheila: Unverschämt. S. 202.
3. ebd. S. 200 ff.
4. Raith-Paula, Elisabeth: Was ist los in meinem Körper. S. 19.
5. Raith-Paula, Elisabeth; Frank-Herrmann, Petra: Natürliche Familienplanung. S. 25.
6. Raith-Paula, Elisabeth: Was ist los in meinem Körper. S. 72.
7. Heitmann, Ryan et al.: RESEARCH GYNECOLOGY| VOLUME 211, ISSUE 4, OCTOBER 01, 2014, S. 358. Siehe unter: https://www.ajog.org/article/S0002-9378(14)00437-2/pdf (zuletzt geprüft am 06.01.2021)
8. de Liz, Sheila: Unverschämt. S. 239.
9. Hübl, Wolfgang: FSH und LH bei der Frau, Med.at. https://www.med4you.at/laborbefunde/lbef3/lbef_fsh_lh.htm (zuletzt geprüft am 06.01.2021)
10. Vitti, Alisa: WomanCode. S. 146.
11. Nielsson, Lennart; Hamberger, Lars: Ein Kind entsteht. S. 20.
12. Raith-Paula, Elisabeth: Was ist los mit meinem Körper. S. 19.
13. Knight, Jane: The complete guide to fertility awareness. S. 61.
14. de Liz, Sheila: Unverschämt. S. 204.
15. Raith-Paula, Elisabeth: Was ist los mit meinem Körper. S. 19.
16. de Liz, Sheila: Unverschämt. S. 212.
17. Knight, Jane: The complete guide to fertility awareness. S. 51.
18. ebd.
19. Raith-Paula, Elisabeth; Frank-Herrmann, Petra: Natürliche Familienplanung. S. 21.
20. Nielsson, Lennart; Hamberger, Lars: Ein Kind entsteht. S. 27.
21. Knight, Jane: The complete guide to fertility awareness. S. 52.
22. de Liz, Sheila: Unverschämt. S. 204.

23. Raith-Paula, Elisabeth: Was ist los mit meinem Körper. S. 18.
24. Raith-Paula, Elisabeth; Frank-Herrmann, Petra: Natürliche Familienplanung. S. 25.
25. Knight; Jane: The complete guide to fertility awareness. S. 52.
26. Raith-Paula, Elisabeth; Frank-Herrmann, Petra: Natürliche Familienplanung. S. 23.
27. Knight; Jane: The complete guide to fertility awareness. S. 35.
28. ebd.
29. ebd.
30. ebd.
31. ebd. S. 36.
32. ebd. S. 35.
33. Raith-Paula, Elisabeth; Frank-Herrmann, Petra: Natürliche Familienplanung. S. 23.
34. ebd.
35. Nielsson, Lennart; Hamberger, Lars: Ein Kind entsteht. S. 44.
36. Raith-Paula, Elisabeth; Frank-Herrmann, Petra: Natürliche Familienplanung. S. 22.
37. Nilsson, Lennart; Hamberger, Lars: Ein Kind entsteht. S. 44.
38. Raith-Paula, Elisabeth: Was ist los mit meinem Körper. S. 16.
39. Knight; Jane: The complete guide to fertility awareness. S. 56.
40. Brühling, Kai J.: Ursachen und Therapie der Schwangerschaftsübelkeit, Frauenarzt 2006, Nr. 12.
41. Sperma in der Krise: https://www.zeit.de/wissen/gesundheit/2017-07/fruchtbarkeit-mann-spermium-ejakulat?utm_referrer=https%3A%2F%2F (zuletzt geprüft am 06.01.2021)
42. Arbeitsgruppe NFP (Hrsg.): Natürlich und sicher. S. 91.
43. Knight; Jane: The complete guide to fertility awareness. S. 81.
44. https://de.wikipedia.org/wiki/Lunation (zuletzt geprüft am 06.01.2021)
45. de Liz, Sheila: Unverschämt. S. 124.
46. Raith-Paula, Elisabeth; Frank-Herrmann, Petra: Natürliche Familienplanung. S. 139ff.
47. ebd.
48. ebd. S. 141f und eigene Beobachtungen.
49. Mc Culloch, Fiona: Supporting the luteal phase with integrative medicine, Naturopathic Doctor News and Reviews. https://ndnr.com/

50. Raith-Paula, Elisabeth: Was ist los mit meinem Körper. S. 119 und de Liz, Sheila: Unverschämt. S. 124.
51. Raith-Paula, Elisabeth; Frank-Herrmann, Petra: Natürliche Familienplanung. S. 61.
52. Möller, Kay-Thomas et al.: Journal für Fertilität und Reproduktion. 2003; 13 (1), S. 11.
53. Raith-Paula, Elisabeth; Frank-Herrmann, Petra: Natürliche Familienplanung. S. 110.
54. ebd. S. 231.
55. ebd. S. 21.
56. ebd. S. 233.
57. Vitti, Alisa: WomanCode: S. 146.
58. ebd. S.147
59. De Liz, Sheila: Unverschämt. S. 234.
60. Vitti, Alisa: WomanCode: S. 149.

womens-health/supporting-the-luteal-phase-with-integrative-medicine/ (zuletzt geprüft am 06.01.2021)

61. ebd. S. 153.
62. ebd.
63. https://www.avawomen.com/de/avaworld/solltest-du-am-21-tag-deines-zyklus-deinen-progesteronspiegel-testen-lassen/ (zuletzt geprüft am 06.01.2021)
64. Arbeitsgruppe NFP (Hrsg.): Natürlich und sicher. S. 39 ff.
65. https://www.youtube.com/watch?v=4aZ0FoSnXok (zuletzt geprüft am 06.01.2021)
66. Raith-Paula, Elisabeth: Was ist los mit meinem Körper. S. 14.
67. https://www1.wdr.de/mediathek/video/sendungen/quarks-und-co/video-die-illusion-vom-richtigen-schlafen-100.html (zuletzt geprüft am 05.01.2021)
68. Knight, Jane: The complete guide to fertility awareness. S. 52.

ENTSCHLÜSSLE DEINEN ZYKLUS

Du hast keine Lust mehr auf die Antibabypille oder willst endlich schwanger werden? Du möchtest dich mehr mit deinem Zyklus und deiner Fruchtbarkeit beschäftigen und fragst dich, wie du herausfinden kannst, wann dein Eisprung stattfindet?

Dieses Buch unterstützt dich bei deiner Körperbeobachtung und hilft dir, die unterschiedlichen Phasen in deinem Zyklus wahrzunehmen, zu verstehen und zu nutzen.

- ✓ **BESSERES VERSTÄNDNIS FÜR DEINEN KÖRPER**
- ✓ **SOLIDES GRUNDWISSEN ANSCHAULICH DARGESTELLT**
- ✓ **SCHNELLER EINSTIEG IN DIE ZYKLUSBEOBACHTUNG**
- ✓ **GEHEIMCODES DEINES KÖRPERS ENTSCHLÜSSELN**
- ✓ **ZYKLUSPHASEN BEWUSST WAHRNEHMEN**
- ✓ **DIE KRAFT DEINES ZYKLUS ENTDECKEN**

ISBN: 978-3-8312-0579-0

KOMPLETTMEDIA

Verlag KOMPLETT-MEDIA
www.komplett-media.de
Preis: 15,00 € (D) | 15,40 € (A)